感染症の脅威
新型コロナとの死闘
（PART1）

まえがき

　近年、とくに大きな災害が、忘れもしないうちに、次から次へと、われわれ人間に、襲いかかってきている。記憶に新しい 2011 年の東日本大震災と福島第一原発メルトダウン、2019 年の令和元年台風 19 号、そして、2020 年の新型コロナウイルスパンデミックと止めどなく続いている。挫けそうになりながらも何とか、立ち上がり始めると、次の恐怖が、われわれ人間の前に、立ちはだかる。

　今回の新型コロナウイルスパンデミックは、その中でも、非常に異質であった。インフルエンザで、毎年、冬のシーズンは、感染防止対策を行ってきて、感染症の恐ろしさは肌身にしみるほど、わかったつもりでいた。しかしながら、今回は、それこそ、想定を上回る脅威・恐怖を、東日本大震災で記録した大津波と同じぐらいの衝撃度で、われわれに、植え付けた。2020 年の正月は、中国で確かに、今回の新型コロナウイルスが発生していたが、日本では、今まで通りに、恒例的に、正月の初詣、帰郷、そして、新年の始まりを、それぞれの家庭で、友人たちと、例年通りに、過ごしていた。今、新型コロナウイルスを経験した後で振り返ると、如何に幸せな時の流れであったかと思われる。

　2020 年 1 月中旬、中国・武漢からの中国人が、日本で初めての新型コロナウイルス感染者であることがわかった。そして、2 月初旬に、クルーズ客船ダイアモンドプリンセス号で、沢山の新型コロナウイルス感染者がテレビのニュースで流された。その後は、われわれを、追い詰めるように、不気味に、感染者と死亡者が増え始めた。そして、われわれは、狭い空間に閉じ込められることになった。自由度のない中での生活を、精神的に経済的に追い詰められながら、奈落の底に、ゆっくりと落ち込んでいった。

　この新型コロナウイルスパンデミックは、全世界を恐怖に陥れ、経済的にも、かつて経験したことがないような状態までに追い詰めた。

　今回の新型コロナウイルス騒動で、ウイルスの怖さが再認識された。人間も十

人十色であるように、コロナウイルスも、多様な生き方をしていた。今回の新型コロナウイルスの生存戦略は、本当に巧妙であった。何気なく、人間に近づき、無症候性的に振る舞い、相手の弱みに気づくと、ウイルスはアクセルを全開にして、人間を死に至らしめた。相手が手強いことを知ると、自然に、身を引いた。人間は、22,000 の遺伝子をもっていて、言葉を操ることができる高等生物である。しかるに、新型コロナウイルスは、わずか、15 の遺伝子で、しかも、自律増殖ができず、生物と無生物の間に存在する、ある意味、"モノ"でもある。この物体に、われわれ人間が、ソーシャル・ディスタンシングなる対策で、生きた会話を否定され、デジタルな仮想空間に、追い詰められた。

　本書は、今も、全世界で終息していないこの新型コロナウイルスの第 2 波、そして、第 3 波、さらには、呼吸器系の感染症も含めたその他の感染症に対する準備をしなければならないとの危機意識から、今回の新型コロナウイルス騒動の全体像を記録に留めるべく、書き下ろした。

　読者諸氏にとって、ご参考になり、そして、今後の生き残りの手助けの一助となることができれば、筆者としても、大変光栄な限りである。

2020 年 6 月 21 日

著者代表　　吉成河法吏

1. 始めに

　新型肺炎のパンデミック激震は、中国の武漢に端を発し、数ヵ月以内に、全世界を恐怖のどん底に陥れた。今回の新型コロナウイルスは、全く未知のウイルスであった。そもそも、コロナウイルスの発見は、BBC の記事によれば、1964 年に遡る。英国スコットランド生まれの June Almeida 博士は、バスの運転手の娘で、殆ど教育を受けずに、16 歳で学校を退学したが、グラスゴー王立診療所で、組織病理学の実験助手としての仕事に就くことができた。彼女は、ベネズエラの芸術家と結婚して娘を授かり、その後、カナダのトロントに移住した。彼女の電子顕微鏡の卓越した技術を磨いたのが、オンタリオがん研究所だった。彼女は、抗体を用いてウイルスを凝集させ、ウイルスをよりよく視覚化する方法の開拓者であった。彼女の才能が英国で認められ、1964 年に、ロンドンの聖トーマス病院医学校に誘われるように戻ってきた。奇しくも、この聖トーマス病院は、まさに、英国の Boris Johnson 首相が COVID-19 に罹患した後、治療を受け、そして生還することができた病院でもあった。帰国後、彼女は、David Tyrrell 博士と、サルズベリーにある普通感冒ユニットで、共同研究を始めた。Tyrrell 博士は、ボランティアからの鼻洗浄液を研究している時、1960 年、サリー州の寄宿舎の生徒の鼻洗浄液から、後に B814 として知られることになる、ひとつの検体と遭遇した。この検体は、風邪症状をボランティアに感染させることはできるが、通常の細胞培養で増殖させることは出来なかった。研究を進めるうち、器官培養で増殖することがわかった。Tyrrell 博士は、電子顕微鏡ならばその実態が見られるのでは無いかと思い、June Almeida 博士に検体を送った。彼女は、電子顕微鏡観察で、「インフルエンザ様ウイルスではあるが、全く同じものではない」ウイルスを同定することができた。メディカルライターの George Winter 氏によれば、Tyrrell 博士、Almeida 博士、そして、聖トーマス病院の担当者である Tony Waterson 教授が、そのウイルスの電子顕微鏡像が、ウイ

ルスの周囲に、王冠もしくは太陽の周囲のハローのために、コロナウイルスと命名した経緯があった。

　問題となっている新型コロナウイルス（SARS-CoV-2）は、2019 年 12 月に、中華人民共和国の湖北省武漢市で集団発生した肺炎患者から、NGS(Next generation sequencing：次世代シーケンシング) 手法を用いて、初めて同定された。ヒトに感染するコロナウイルスは、現在までに知られている SARS-CoV、MERS-CoV、HCoV-OC43、HCoV-229E、HCoV-NL63、HCoV-HKU1 の 6 種類に、今回の SARS-CoV-2 を含めて、7 種類となった。このうち、α コロナウイルス属の HCoV-229E と HCoV-NL63、β コロナウイルス属の HCoV-OC43 と HCoV-HKU1 の 4 種は、風邪の原因の 10 ～ 15%（流行期35%）である。新型コロナウイルスは、国際ウイルス分類委員会 (ICTV) によって「SARS-CoV-2」と名付けられた。

　SARS-CoV は、2002 年に中華人民共和国の広東省で発生したものだが、最終の発生が観察された 2003 年 7 月までに、全世界で、8.096 件の症例、774 人の死亡が確認されている。MERS-CoV に関しては、現在も、散発的に、地中海周辺領域で、発生が続いているが、「2012 年から 2020 年 1 月 31 日までの間に WHO へ報告された、MERS-CoV 感染の検査室確定症例数の世界の合計は、2,519 人、関連する死亡例は 866 人との報告」がなされている。

　今回、本書には、3 つの紛らわしい術語が出てくるので、混乱を避けるために、違いを簡単に説明しておく。

　1）SARS-CoV-2：新型コロナウイルスのウイルス名

　2）2019-nCoV：本ウイルスが SARS-CoV-2 と命名されたのは、2 月なので、それ以前の報告では、ウイルス名は、2019-CoV が使用されていた。

　3）COVID-19：WHO は 2 月 11 日、新型コロナウイルス感染症の正式名称を「COVID-19」と命名。

2. 日本おける感染の拡散状況

　日本における初めての新型コロナウイルスの感染者は、2020 年（令和 2 年）1 月 16 日、神奈川県で見つかった武漢市の中国人であった。1 月 27 日には新型コロナウイルスによる感染が指定感染症に指定され、その後、感染者数は、急激に増加した。また、2 月 1 日 、香港でクルーズ客船ダイヤモンドプリンセス号乗客の感染が確認され、同日、同船は那覇港で検疫を受け、3 日、同船は、横浜港の大黒埠頭沖に停泊、船内で検疫し、2 月 5 日に船内で感染者が確認され、次いで集団感染も明らかになった。最終的に、乗客及び乗員全員、3,711 名の PCR 検査の結果、634 名が陽性者と確認された。

　日本では、安倍晋三首相が、2 月 27 日、首相官邸で開かれた新型コロナウイルス感染症対策本部で、私立を含め全国全ての小中学校、高校、特別支援学校に、3 月 2 日から春休みに入るまで臨時休校とするよう呼び掛けた。他方、北海道の鈴木直道北海道知事は、新型コロナウイルスの感染が道内で広がっているとして、2 月 28 日から 3 週間の間、「緊急事態宣言」を発出し、期間は 2 月 28 日から 3 月 19 日までの 3 週間で、特に週末は道民に外出を控えるよう呼びかけた。東京都の小池知事は、3 月 25 日に、「新型コロナウイルス感染症は、今が感染者の爆発的な増加が発生するか否かの重要な分かれ目です。都民の皆様には、換気の悪い密閉空間、多くの人の密集する場所、近距離の会話での密接場面、この 3 つの「密」が重なる場面を避けるための行動をお願いいたします。」と呼びかけを始めた。

　3 月 26 日、新型コロナウイルス対策を強化するため、改正新型インフルエンザ対策特別措置法（2020 年 3 月 13 日公布）に基づく対策本部の設置を閣議決定し、緊急事態宣言がいつでもできる体制を整え、日本での爆発的増加に備えた。

　3 月 30 日の各種新聞朝刊に衝撃的な有名人の死去ニュースが 1 面記事とし

て掲載された。ザ・ドリフターズのメンバーであり、多彩な活動をしていたコメディアン志村けんさんが、29日の午後11時10分に、肺炎のため、死去したとの記事であった。3月17日に倦怠感を感じて、19日に発熱や呼吸困難の症状があらわれ、自宅で療養していたが、20日に病院に搬送され、重度の肺炎と診断されて入院して、23日に新型コロナウイルスの陽性の判定がなされ、集中治療室での治療を継続した。そして、29日の深夜に亡くなった。自覚症状からわずか2週間弱での死去であり、志村けんさんに近い高齢者は当然ながら。日本人全体に、新型コロナウイルスの恐怖心が深く根付いた瞬間でもあった。

4月8日午前0時、日本政府は、新型コロナウイルスの感染拡大を防ぐため、改正特別措置法に基づく緊急事態宣言を発出した。「国民生活や経済に重大な影響を及ぼす恐れがある事態が発生した」ので、東京、神奈川、埼玉、千葉、大阪、兵庫、福岡の7都府県を対象区域に指定し、期間は1ヵ月間（4/8～5/6）になると述べた。4月7日での国内で今般の新型コロナウイルスに関連した感染症の感染者は3,906例となり、内訳は、患者2,586例、無症状病原体保有者348例、陽性確定例（症状有無確認中）972例で、国内の死亡者は80名の状態であった。

奇しくも、4月8日（中国時間午前0時）同日に、世界で初めて新型コロナウイルス感染症が2019年12月に報告された中国湖北省の武漢市政府は、新型コロナウイルス感染症の拡大阻止のためのロックダウン（都市封鎖）を、約2ヵ月半ぶりに解除した。武漢市は1月23日以降、市外に向かう鉄道、航空便をストップさせ、市内の公共交通も止め、住民の外出も大幅に規制した。当局発表によると、完全なロックダウン解除までに、武漢市での死者は2,500人（中国全体では、3,321人）を超え、発症した感染者は5万人（中国全体では、81,740人）であった。

緊急事態宣言実施の翌日4月9日（木）の首都高は、通常の大混雑は全くなく、車が遠くに見える程度までに、風景が激変していた。

医療崩壊の前夜とも言うべき、病院での集団感染も頻発するようになってきた。東京台東区にある400病床の急性期総合病院、永寿総合病院で、3月20日前後の発熱者の多発が明らかになり、4月9日時点で、入院患者94名、職員69名の感染、そして入院患者計20名の死亡が明らかとなり、集団感染が医療機関

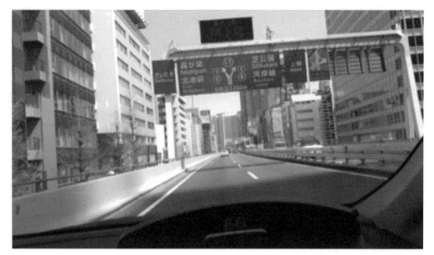

（2020.4.9：政府の緊急事態宣言発出の翌日の首都高速道路）

でも起きたことが報告された。その後、東京都中野江古田病院でも、87 人の病院関係者（医師、看護師、入院患者等）の感染が確認された。この日、東京都の感染者数は、166 人だったので、病院での感染者数は、52％と東京都の半分以上を占め、大都市における医療崩壊が間近に迫っているとの緊張感が日本全体に走った。この中野江古田病院は、187 床の中規模の病院で、新型コロナウイルス患者の入院指定病院では無かった。院内の集団感染の可能性が非常に高いと報告された。

　政府は、4 月 16 日夜 8 時過ぎから、総理大臣官邸で対策本部を開き、安倍総理大臣は「北海道、茨城県、石川県、岐阜県、愛知県および京都府の 6 道府県については、現在の対象区域である 7 都府県と同程度にまん延が進んでいる」と述べた。そして「これら以外の県においても、都市部からの人の移動等によりクラスターが各地で発生し、感染拡大の傾向がみられることから、地域の流行を抑制し、とくにゴールデンウィークにおける人の移動を最小化する観点から、全都道府県を緊急事態措置の対象とすることとした」と述べ、「緊急事態宣言」の対象地域を全国に拡大し、期間はすでに宣言が出ている 7 都府県と同じ、来月 6 日までとすることを発表した。緊急事態宣言を対策本部で決定した令和 2 年 4 月 16 日の「新型コロナウイルス感染症の現在の状況」は、国内で今般の新型コロ

ナウイルスに関連した感染症の感染者は 8,582 例（内訳は、患者 5,354 例、無症状病原体保有者 608 例、陽性確定例（症状有無確認中）2,620 例）で、国内の死亡者は 136 名だった。

　2020 年 7 月に予定されていた東京オリンピック・パラリンピックの開催に関しても影響が色濃く出始めた。福島原発のメルトダウンから 2 年後の 2013 年 9 月 8 日に、ブエノスアイレスで開かれた国際オリンピック委員会総会で、2020 年のオリンピック開催場所が東京に決定した。この時、安倍晋三首相は、福島第一原発の汚染問題に懸念がでていることに対して、「状況はコントロールされており、東京に対してダメージは与えない」とのプレゼンテーションで、2020 年オリンピックの開催場所を勝ち取った経緯がある。今回の新型コロナウイルス騒動のために、東京オリンピック・パラリンピックの 1 年程度の延期を主張したのは安部首相で、大会組織委員会の会長森喜朗氏は、2 年程度の延期がいいのではと言ったにも関わらず、安倍首相は、1 年にこだわり、「ワクチンの開発は進んでいる」と押し切った経緯があるとのことであった（読売新聞 2020 年 4 月 18 日：五輪 1 年延期の政治力学　調査研究本部客員研究員小田尚）。安部首相は、完全なる形で開催できるとしていたが、国際オリンピック委員会（IOC）のバッハ会長が、5 月 20 日、「新型コロナウイルスの影響で延期となった東京五輪が 2021 年に開催されなかった場合、中止となる見通しを認めた」と英国 BBC 放送が、報じた。したがって、安倍首相の判断が、恐らく、2021 年になって非難される可能性も含むことになり、6 月 4 日、政府関係者は、東京五輪の簡素化の検討に着手して、完全なる形での開催は無理と判断したものと思われた。

　安倍晋三首相は、5 月 4 日、全都道府県を対象とした新型コロナウイルスの感染拡大に伴う緊急事態宣言を 5 月 31 日まで延長すると表明した。宣言を延長する理由について、「現時点ではかなりの数の新規感染者数を認め、感染者数の減少も十分なレベルではない。医療提供体制が逼迫している地域も見られる」と説明した。宣言の延長では、東京都など 13 都道府県を引き続き、感染拡大防止を重点的に行う必要がある「特定警戒都道府県」とした。この発表と呼応するように、日本相撲協会は、同日 4 日に、新型コロナウイルス感染拡大の影響で、2 週間延期して 5 月 24 日開催としていた大相撲夏場所（東京・両国国技館）

を中止すると発表した。

　PCR 検査が他国と比べて非常に少ないと議論されていた中、日本相撲協会は、「大相撲の 3 段目力士、勝武士が、2020 年 5 月 13 日に、新型コロナウイルス性肺炎による多臓器不全のため、亡くなったこと」を発表した（NHK ニュース）。勝武士は、4 月 4 日頃から発熱や倦怠感のほか息苦しさを訴え、4 月 8 日、東京都内の病院に入院、翌日転院して、19 日から集中治療室で、治療を受けていた。東京都内は、医療機関が逼迫した状況で、受け入れ先がなかったこともあり、PCR 検査は、やっと、4 月 10 日に結果が出た状況であった。持病としては、糖尿病があったという。厚生労働省によれば、20 歳代以下の死亡例は初めてとのことで、若者の間でも、より切実な危機感を改めて持ち始めた。

　5 月 14 日、安部首相は、新型コロナウイルスの感染拡大を受けた緊急事態宣言を 39 県で解除することを決め、「感染拡大を予防しながら社会経済活動を本格的に回復させる「新たな日常」を作り上げる極めて困難なチャレンジに踏み出す」と述べた。残りの北海道、埼玉、千葉、東京、神奈川、京都、大阪、兵庫の 8 都道府県は、特定警戒都道府県として、引き続き、警戒態勢を維持することにしたが、5 月 21 日に、関西圏の大阪・京都・兵庫は、緊急事態宣言を解除した。5 月 20 日、日本高校野球連盟は、新型コロナウイルスの感染拡大を防ぐため、2020 年夏の第 102 回全国高校野球選手権大会（甲子園球場）を、中止すると発表した。2020 年 3 月の春季大会も中止となっていて、コロナ騒動の長期間の影響が災いした形となり、高校 3 年生の球児にとっては、最悪の事態になってしまった。

　5 月 25 日、残された、東京、埼玉、神奈川と千葉の首都圏の 1 都 3 県と北海道の緊急事態宣言の解除に至った。2020 年 1 月の日本での初めての症例報告から、5 ヵ月間にわたる、見えざる敵との死闘は、休戦状態に至ることになった。日本国民が全て精神的にそして、肉体的に疲れきった。さらに、今後襲い来る、経済的な見える難敵との戦いが始まることになった。緊急事態宣言解除後も、感染者が散発的に報告された。

　北九州市で、5 月 23 日から 31 日に感染が判明した 97 人のうち、過半数の 52 人は、PCR 検査時に無症状で、その 9 割近い 46 人は濃厚接触者であったために検査を受けていた。北九州市では、4 月 30 日から 23 日連続で感染者

ゼロが続いていたが、5月23日から連日第2波とも思える感染が続いた。5月31日までの感染者97人のうち、34人が感染経路不明、63人がその同僚や友人ら濃厚接触者で、63人中46人はPCR検査時に無症状であった。児童5人の感染が確認された市立守恒（もりつね）小学校（小倉南区）も、最初に感染が確認された児童以外の4人は無症状であった（毎日新聞2020.6.1）。

　また、東京でも、緊急事態宣言が5月25日に解除され、その後、感染者数は10人前後で推移し、経済活動が徐々に再開され始めた矢先の6月2日に、東京都の感染者数が新たに34人確認され、5月14日以来、19日ぶりに感染者が30人を超えた。この事態を受けて、「東京アラート」が発動されることとなった。そして、アラート解除判断の目安となる数値を見て、6月11日に、東京アラートを解除した。

　WHO上級顧問で、英国キングスカレッジ・ロンドン教授の渋谷健司氏は、2020年4月18日付けの朝日新聞オンライン版で、4月8日に出された非常事態宣言は、タイミングとしては1週間遅れと指摘し、さらに、政府の専門家会議に対して、政治から独立していないように見受けられ、これは大きな問題であるとも指摘した。それに対して、米国では、トランプ大統領の妨害にもかかわらず国立アレルギー感染症研究所のファウチ所長は凛として科学者の役目を務めており、大統領とは全く違う声明も出していると日本政府の対策に対して、強烈かつ教訓的なコメントをした。

3. 世界における感染の拡散状況

　世界の SARS-CoV-2 ウイルス感染状況に関しては、世界保健機関（ＷＨＯ）やジョンズホプキンス大学（JHU）が統計を取っており、随時、更新して、発表している。WHO の発表データは下図の通りである。

　2020 年 7 月 4 日時点で、10,842,028 人の感染者数、521,277 人の死亡者数である。

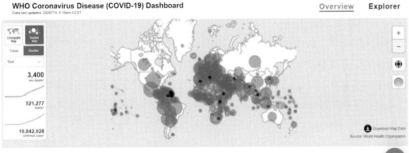

Globally, as of 8:18am CEST, 4 July 2020, there have been 10,842,028 confirmed cases of COVID-19, including 521,277 deaths, reported to WHO.

図　COVID-19 感染者数及び死者数（2020 年 7 月 4 日　WHO データ）
（出典：WHO ホームページ https://covid19.who.int/）

　世界保健機関 (WHO) は、2020 年 2 月 11 日、新型コロナウイルス感染症の正式名称を COVID-19（Coronovirus disease 2019）と定めた。

　世界的には、新型コロナウイルスは、流行のホットスポットが、中国（2020年 2 月 2 日）、日本、韓国の極東アジアから、イラン（3 月 2 日）等の中東、そして、欧州本土（3 月 13 日）、とくに、イタリア、フランス、スペイン等で感染者が増え、WHO は、3 月 11 日、世界で 110 ヵ国及び領土以上で、118,000 人の感染者が発生したことを受け、2009 年に流行した新型インフルエンザ以来 11 年ぶりに、世界的大流行（パンデミック）であると宣言した。

そして、英国及びアイルランド（3月16日）へと中心地が移動した。例えば、イタリアの状況を挙げると、2月20日にロンバルディア州のCodogno病院のICUに入院した患者からSARS-CoV-2陽性が観察され、その後のアウトブレイクに起こったと言われている。さらに、3月18日には、サハラ砂漠以南のアフリカの貧困国ブルキナファソでも、初の死者が確認され、同日、WHOは、アフリカ大陸に「最悪の事態に備える」よう呼びかけた。ちなみに、サハラ砂漠以南の49ヵ国では、2020年2月末まで、感染確認例はなかったが、3月以降、南アフリカ、セネガル、ブルキナファソ等の国で、感染者が急激に増加し始めた。米国ランド研究所が2016年に発表した「感染症に脆弱な25ヵ国」の内、サハラ砂漠以南の22ヵ国が含まれており、それらの国の医療体制は非常に脆弱であるため、WHOも警告を発した。アフリカ全体で、5月22日に、感染者が10万人に達し、6月10日に、20万人を突破して、4月以降指数関数的に増加している。この急激な増加の背景には、アフリカの多くの国は、経済対策や国民への支援を行うほどの財政的余裕がないため、外出制限などを大幅に緩和せざるを得なかったこともある。

　中国・武漢市の場合、感染ピーク時に1万人当り2.6床の集中治療室（ICU）が必要であったが、医療体制の脆弱なナイジェリア等の最貧国では100万人当り1床程度しかない。

　ナイジェリアは、人口2,100万人の3分の2に当たる国民が、水道・電気の無い仮設のシェルターで暮らしているが、3月30日に、いくつかの州間の移動を禁止した。また、ケニアでは、25人の感染者が確認された3月25日に、夜7時以降の夜間外出禁止令が施行された。

　また、フィリピンでは、3月15日からマニラ首都圏、17日からはマニラを含むルソン島の封鎖開始。マレーシアでは、3月18日に全土で移動制限の実施を始めた。

　3月25日には、13億人の人口を擁するインドで、25日朝の時点では、国内の感染者数は519人（死者10人）と少なかったが、人口密度が高いうえに、医療体制が十分でないがために、「3週間に渡っての、全土の完全封鎖、そして、全面的な外出禁止」を発表した。その後、全土封鎖は延長されて、5月17日までとなっていたが、インドでの感染拡大が止まらず、5月17日までの期限が

終了して以降も、感染者が集中する地域では、封鎖を継続することとした。5月17日時点で、感染者数は、91,314人で、中国の感染者数82,947人を既に上回る結果となっていた。全インド医科学研究所は、感染のピークが6〜7月になると予想した。

　米国においては、米疾病対策センター（CDC）が、2月26日、感染経路が確認できない症例を初めて確認したと発表した。その後、3月13日の国家非常事態宣言、21日の国防生産法の発動と「戦時体制」下の様相を帯び、3月22日には、米国ニューヨーク州（人口約1,950万人）で、外出禁止令が出された。米国での新型コロナウイルス感染者数の大多数を占めるニューヨーク州のクオモ知事は、4月2日の記者会見で、人工呼吸器が、このままだとあと6台しかないと悲痛な呼びかけをした。このような中、知事は、4月7日、中国政府が1,000台の人工呼吸器をニューヨークに寄贈されると発表する一方、連邦政府に3万台を依頼したのに、FEMA（Federal Emergency Management Agency、アメリカ合衆国連邦緊急事態管理庁）からは、たった400台しか送られてこず、現在、死にそうな患者26,000人の命はどうするのかと叫んだ。ニューヨーク州以外にも、ルイジアナ州も、14,000台の人工呼吸器を連邦制政府や民間に依頼しており、医療崩壊の前夜の様相であった。英国BBCの記事（2020年4月11日）によると、米国におけるCOVID-19による死者は、白人より黒人の方が圧倒的に多いと報じている。この記事から、数字を抜き出して纏めたのが下表である。例えば、シカゴ市では、4月5日時点で、死者は98人で、その72%が黒人であった。これ以外に、ミシガン州、ルイジアナ州等でも同様の傾向が見られた。このCOVID-19による死亡率の人種による差異に関して、アダムス公衆衛生長官は、4月10日のホワイトハウスでの会見で、「非常に心配だが、有色人種の人の方が慢性的な疾患による影響を大きく受けているのは、全く驚か

	データ取得	住民における黒人比率	感染者数	黒人感染者	黒人感染者比率	全死者数	黒人死者（%）
シカゴ市		30%	4,680	1,824	39%	98	72%
イリノイ州	2020.4.5	14%					41%
ミシガン州		14%					41%
ミルウォーキー地区	2020.4.3				50%		81%
ルイジアナ州		32%					70%以上

出典：BBC NEWSホームページより https://www.bbc.com/news/world-us-canada-52194018

ない」と述べた。また、ローリ・ファイトフットシカゴ市長は、黒人コミュニティーでは糖尿病や心臓疾患、呼吸器疾患がとても広く見られると指摘していた。

　COVID-19 患者の感染率や死亡率が、人種や民族間で差異があるとの断片的な報告を、Hooper らが、纏めて発表した。Hooper らは、アフリカ系アメリカ人、ヒスパニック系アメリカ人と白人との間の明らかな不均衡、即ち、白人で、感染率や死亡率が一番低くなっている理由として、ひとつには、併存疾患の有無であるとしている。確かに、アフリカ系やヒスパニック系は、糖尿病、心血管疾患、喘息、HIV、病的肥満、肝疾患や腎疾患が多くて、その通りであるが、慢性的下部呼吸器疾患又は COPD（慢性閉塞性肺疾患）の場合は、違っている。二つ目の理由は、人種的／民族的マイノリティや貧しい人々が、隣人や住環境の両方の観点から、都市部において、より混み合った状態で生活していて、さらに、公衆と顔を合わせざるを得ないような仕事、例えば、サービス業や運送業で働いている傾向があるので、物理的距離を確保するのが難しくなっているからと説明している。

　新型コロナウイルスの感染は、南米にも飛び火して、ペルーでは、最初の感染症例が確認された段階で直ぐに、厳格なソーシャル・ディスタンシング（社会的距離）政策がとられた。3 月 15 日には感染者が 70 人になった時点で、国境の封鎖、学校の休校を行った。3,200 万人の人口を擁する貧しい国、ペルーにとっては、最善の方法であった。国全体で 100 床の ICU しかないエル・サルバドルでは、感染者が現れる前の 3 月 15 日、学校の休校、スポーツイベントや 20 人以上の集会を禁止した。その翌日に初めての感染者が確認された。さらに、厳格な外出禁止令も敷かれた。アマゾンの先住民が COVID-19 パンデミックには一番弱い立場にいることは、2009 年の H1N1 インフルエンザパンデミックで確認された。即ち、この時、ブラジル全体の死亡率の 4.5 倍もの死亡率がアマゾン先住民で確認された。その南米ブラジルのアマゾンで、4 月 1 日、先住民の感染が初めて確認された。

　英国 BBC ニュース（2020 年 5 月 18 日）によれば、人口 2 億 950 万人のブラジルの最大都市サンパウロ (人口 1,200 万人) が、感染拡大で医療危機に直面していて、病床は、2 週間以内に満床となる。5 月 16 日時点で、ブラジルの感染者数は、241,000 人以上となり、米国、ロシア、イギリスに次いで、

第４番目となった。死者数も、世界で５番目の 16,118 人となった。中南米
全体での感染者数は、60 万人以上であるが、ブラジルがその半数を占めている。
エクアドルは、４月に医療崩壊となった。

　WHO は、2020 年３月には、欧州がパンデミックの中心であったが、５月には、
アメリカ大陸がパンデミックの中心となってしまい、５月 22 日、南米が新たな
震源地になっていると、警告を呼びかけた。５月 22 日現在、ブラジルの感染者
数が、33 万人を超え、ペルーで 11 万人以上、チリで６万人以上となっている。
2020 年６月９日時点で、南米の感染者数は、120 万人を超え、死亡者数は、
52,000 人以上となった。

　2020 年１月は、中国が新型コロナウイルスの中心であったから、感染拡大
の中心地を変えながら、全世界に拡大することになった。アメリカ大陸の後に、
アフリカ、インド、ロシアが急速に感染を拡大している。南アフリカは、５月１
日からの外出全面禁止から、段階的に制限を緩めて、ラマポーザ大統領は、５月
24 日のテレビ演説で、６月から、制限を課してきた大部分の経済活動の再開を
認めると発表した。24 日時点で、感染者数は、２万２千人を超えていて、「今後、
感染速度はさらに加速するだろう」と述べた。感染者数の増加という代償を払っ
ても、経済を優先させなければならないという新興国の決断であった。

　英国では、EU からの離脱で、陣頭指揮を執っていたボリス・ジョンソン首相
（55 歳）が、新型コロナウイルス検査で陽性となった。PCR 検査陽性との判定後、
自宅で隔離生活を続けていたが、10 日後の４月５日に、ロンドンの聖トーマ
ス病院に入院、翌日、IC U に移動したとの急激な症状の悪化のニュースは、全
世界の人々に恐怖心を巻き起こした。首相によれば、助からない可能性があった
らしいが、９日に、一般病棟に移り、12 日に退院することができた。

　南半球のニュージーランド（人口 500 万人、観光客数年間 390 万人の観光
立国）では、季節が夏から秋へ変わって行く時期である２月３日の時点で、外
国籍の人全員を対象に、トランジットも含めた中国からのフライトでの入国禁止
を行った。初の感染者が確認された２月 28 日に、直ちに入国禁止対象国を拡
大し、３月 19 日には、自国民や永住権保有者以外の外国人の入国を禁止した。
３月 24 日に緊急事態宣言を発令し、25 日から４週間のロックダウンに突入し
た。Ardern 首相は、優しく呼びかけた。"Be kind, stay at home, break the

chain." そして、4月27日に5週間にわたるロックダウンを解除した。

　北朝鮮では、公式的には、新型コロナウイルス感染者はゼロであると発表
しているが、実際の状況は、情報が全く発信されていないため不明である。
Bioprocess Internationalの2020年4月21日の記事が、現状を伝えている。
WHOの北朝鮮代表 Edwin Salvador 氏によれば、SARS-CoV-2 の検査を数百
人が受けており、WHO は、北朝鮮健康省から、毎週、最新情報を受け取っており、
4月2日時点では、709人（11人が外国人、698人が北朝鮮国民）が検査
を受けていて、509人（2人の外国人を含めて）が隔離された。2019 年 12
月以来、24,842人が隔離から解放され、その中に、380人の外国人が含まれ
ている。北朝鮮は、平壌に、コロナウイルスを検査する研究所をもっており、1
月に中国から COVID-19 を検査するためプライマーとプローブを受け取ってい
た。韓国のグローバル健康安全保障部議長の Myung Lee 氏によれば、北朝鮮
の検査能力は限定的で、平壌以外には検査施設がない。北朝鮮政府は、WHO、
UNICEF、韓国 NGO DINH DIEM などの機関に、診断薬ツールの開発の援助を
求めたとのことで、韓国の NGO（非政府機構）は、いくつかの検査キットを送
付している。

4. 新型コロナウイルスとは？（遺伝子構造も含む）

　コロナウイルス（Coronavirus: CoV）は、エンベロープを有する一本鎖プラ
ス鎖 RNA ウイルスで、ニドウイルス目コロナウイルス科オルトコロナウイルス
亜科に属し、エタノールや有機溶媒で容易に不活化できる。コロナウイルスのゲ
ノム遺伝子は、約 30kb で、RNA ウイルスでは最大の大きさである。ゲノムの
大きさは、HIV や C 型肝炎ウイルス（HCV）よりも 3 倍以上、インフルエンザ
ウイルスよりは、2 倍以上の大きさである。コロナウイルス属のウイルス粒子径
は、直径約 80 ～ 100nm である。

　一般的に、「RNA ウイルスは、突然変異により絶え間なくゲノム情報を変化
させていて、この変異により、ウイルスの免疫感受性、薬剤感受性、細胞指向性、
宿主域の変化につながり、予防治療効果の低下や新興再興感染症の原因になる」
と国立感染症研究所の佐藤裕徳らは述べている。RNA ウイルスである、インフ
ルエンザウイルス、C 型肝炎ウイルス、HIV 等のレトロウイルスの逆転写酵素
には、校正機能（3'-5' エキソヌクレアーゼ活性）が無いため、変異し易いと
言われているが、SARS-CoV や MERS-CoV のようなコロナウイルスは、例外
的に、非構造タンパク質（nsp14-ExoN）にエキソリボヌクレアーゼ活性があ
るので、校正機能により変異が起こりにくいと言われている。そのために、ウイルスの弱毒化に繋がる突然変異の蓄積は比較的少ないと考えられる。リバビリンのような通常の抗ウイルス薬は、C 型肝炎ウイルスの増殖を抑制することはできるが、SARS-CoV-2

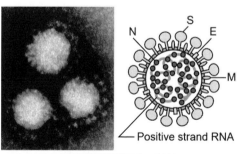

コロナウイルスの電子顕微鏡写真及びモデル図
出典：NIID 国立感染症研究所ホームページより
https://www.niid.go.jp/niid/ja/kansennohanashi/9303-coronavirus.html

を抑制するのには失敗している。このリバビリンという薬は、ウイルスに突然変異を誘導して、ウイルスが弱体化するが、コロナウイルスにおいては、校正機能のため、このような変化を排除してしまうのである。

　新型コロナウイルスのゲノム遺伝子のサイズは、29.8kb から 29.9kb であり、基本的には、既知のコロナウイルスと同様である。この遺伝子から、16 の非構造タンパク質（nsp1-16）、4 つの構造タンパク質（スパイク、膜、エンベロープ及び核カプシド）及び 8 つのアクセサリータンパク質（3a, 3b, 6, 7a, 7b, 8b, 9b と 14）がコードされていると予測される。

表　SARS-CoV-2 ウイルスの完全なゲノム構造（29903 ヌクレオチド）

遺伝子	ヌクレオチド数	対応タンパク質
5'UTR	265	5' 非翻訳領域
orf1ab	21,290	polyprotein
S	3,822	表面糖タンパク質
ORF3a	828	ORF3a タンパク質
E	228	エンベロープタンパク質
M	669	膜糖タンパク質
ORF6a	186	ORF6 タンパク質
ORF7a	366	ORF7a タンパク質
ORF7b	132	ORF7b タンパク質
ORF8	193	ORF8 タンパク質
N	908	核カプシドタンパク質
ORF10	117	ORF10 タンパク質
3'UTR	229	3' 非翻訳領域

UTR:Untranslated region、非翻訳領域、
ORF:Open reading frame、タンパク質に翻訳される可能性のある領域
出典：Gene Reports Volume19 June 2020,100682 より
(https://www.sciencedirect.com/science/article/pii/S2452014420300960)

　2020 年 4 月 5 日までに公表されているゲノム構造を解析・分析した結果が上表である。

　29.9kb のうち 21,290 ヌクレオチドは、orf1ab 遺伝子である。複製酵素は、2 つのポリタンパク質（ORF1a と ORF1ab）として示されるが、これらのポリタンパク質から、3 種のウイルスプロテアーゼで 12 の非構造タンパク質が作られる。この ORF1ab ポリタンパク質は、nsp1-3 タンパク質を含んでいるが、この ORF1ab 領域が重要な部分で、このタンパク質の生物学的機能の解明が臨床的に重要である。それから、コロナウイルスのモデル図で示したように、スパイク（S）遺伝子が 3822 ヌクレオチド、エンベロープ（E）遺伝子が 228 ヌクレオチド、メンブレン（M）遺伝子が 669 ヌクレオチド、核カプシド（N）遺伝子が 908 ヌクレオチドとなっている。アクセサリータンパク質をコードする遺伝子として、ORF3a、ORF6、ORF7、ORF7a、ORF7b、及び ORF8 の 6 つがある。

5. 新型コロナウイルス SARS-CoV-2 の性質

　ヒトに感染するコロナウイルスには，「ヒト呼吸器コロナウイルス」4 種類（229E，OC43，NL63，HKU-1），2002 年に発生した「重症急性呼吸器症候群（SARS）コロナウイルス」，2012 年に発生した「中東呼吸器症候群（MERS）コロナウイルス」，そして今回の「新型コロナウイルス」があり，新型コロナウイルスと SARS は，アンジオテンシン変換酵素 2（ACE2）をレセプターとして感染する。新型コロナウイルスは、SARS-CoV-2 と命名されたが、β コロナウイルス属の仲間である。

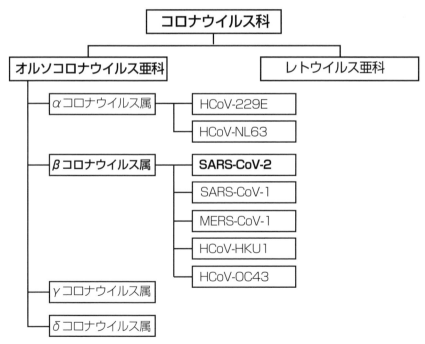

出典（参考）：ICTV Virus Taxonomy: 2019 Release 及び国立感染症研究所ホームページ
https://www.niid.go.jp/niid/ja/kansennohanashi/9303-coronavirus.html)

4 種のコロナウイルス（229E、NL63、OC43、HKU1）は、上気道のみに感染し、比較的軽度の症状を引き起こすが、下気道で増殖する残りの 3 種のコロナウイルス（SARS-CoV、MERS-CoV と SARS-CoV-2）は、致死的な肺炎を引き起こす。

　ヒトには、約 22,000 の遺伝子があるが（Nature 2001,2.15, Science 2001.2.16）、新型コロナウイルス SARS-CoV-2 の場合、わずか、15 の遺伝子のみである。たった 15 の遺伝子をもち、生物と無生物の間に存在し、自己増殖のできないウイルスに、世界が、震撼させられるとは、驚き以外の言葉が見つからない。

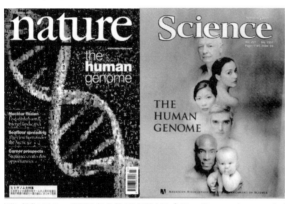

ヒトゲノムの全塩基配列を解析するプロジェクトに関する詳細な情報が Nature 誌（2001年 2 月 11 日号）と Science 誌（2001 年 2 月 16 日号）に掲載された。

出典（右）：Nature 2001 年 2 月 15 日号より（https://www.nature.com/nature/volumes/409/issues/6822）
出典（左）：Science 誌 2001 年 2 月 16 日号より（https://science.sciencemag.org/content/291/5507）

5.1　SARS-CoV-2 の安定性（空気中等）

　新型コロナウイルスは、主に呼吸器感染を起こし、飛沫（くしゃみ・せき）及び接触でヒト - ヒト感染を起こすとされ、空気感染は起きていないと考えられていたが、その後、米国アレルギー・感染症研究所（NIAID）の N. van Doremalen らは、新型コロナウイルス SARS-CoV-2 は、SARS-CoV 同様に、空気中で、3 時間生存することを明らかにして、エアロゾル感染の可能性を示した。

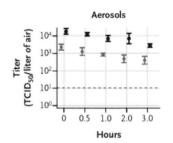

図：エアロゾル中の生存ウイルス力価の時間的変化
　　グレー：SARS-CoV-2、黒：SARS-CoV-1
出典：April 16, 2020　N Engl J Med 2020;
382:1564-1567　DOI: 10.1056/NEJMc2004973
The NEW ENGLAND JOURNAL of MEDICINE ホームページより
（https://www.nejm.jp/contents/idx.vol382.no16）

　WHO は、エアロゾル感染に関して、3 月 27 日のブリーフィングで、SARS-CoV-2 がエアロゾル感染を引き起こすとの十分な証拠はまだ無いと言及した。空気感染に同意できない専門家もいるが、Dorelmalen と共著のひとりであるカリフォルニア大学ロサンゼルス校の感染症研究者の Jamie Lloyd-Smith は、「確かに、エアロゾルで 3 時間感染性が保持される実験条件が、非常に人工的すぎるかもしれないが、空気を介在した長い距離での感染のリスクは恐らくゼロでは無いだろう」とコメントしている。

　香港大学医学部の Alex WH Chin らは、種々の環境条件下での SARS-CoV-2 の安定性に関して、報告している。温度に対する安定性では、4℃、22℃、37℃、56℃及び 70℃での安定性を調べた。4℃では、非常に安定で、データ取得をした 2 週間後まで(わずか 0.7log ユニットの低下)ほぼ安定であった。22℃で、1 日までほぼ安定で、その後、徐々にウイルスの感染力価は低下するが、7 日後で、3log ユニット（1,000 倍）の低下であった。37℃では、6 時間まで安定で、1 日で、3log ユニットの低下であった。56℃では、10 分で、3log の低下であった。70℃の場合、5 分で感染力価は測定限界以下となった。表面（紙、ティッシュペーパー、木材、布、ガラス、紙幣、ステンレススチール、プラスチック）、マスク（内部）、マスク（外部）、消毒剤及び pH に対する安定性の評価もしている。この中で、外科用マスクの裏表でのウイルスの安定性の評価（裏と表にウイルスの小滴を付着させた）をした結果が興味深い。ウイルスの感染力価は、TCID50（50% Tissue Culture Infectious Dose：培養細胞のうち半分がウイルスに感染した時のウイルスの濃度）で、測定しているが、マスクの内側と外側での、ウイルスの安定性データをグラフ化すると左図のようになる。マスク外側においては、7 日後でも、かなりのウイルスの感染力価が残っていることがわかる。

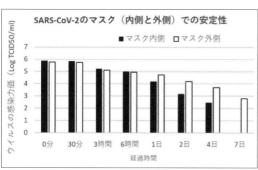

出典：THE LANCET Microbe ホームページより一部抜粋
https://www.thelancet.com/pdfs/journals/lanmic/PIIS2666-5247(20)30003-3.pdf

　安定性に関しては、ダイ

ヤモンドプリンセス号の事例検討があった。3,711 人の乗客・乗員の内、712 人の感染者を出し、13 人が死亡するという悲劇的な事件であったが、2020 年 3 月 1 日に全ての乗客・乗員が下船した後、ウイルスが残っているかどうかを国立感染症研究所が調査した。その結果、感染者が滞在した 33 部屋の内 21 の部屋でウイルスが検出され、ユニットバスの床からは 13 部屋（39%）、ベッドの枕からは 11 部屋（33%）、テレビのリモコンからは 7 部屋（21%）で検出された。無症状の COVID-19 患者の 13 部屋からも 7 部屋（54%）でウイルス遺伝子が検出されている。

　米国 NIH の Stadnytskyi らは、ヒトが会話している時に空気中に飛び出る小滴（Droplet）が、SARS-CoV-2 感染に関わることを明らかにした。無症候性 COVID-19 患者の会話中に生じる小滴（Droplet）が、疾患の伝播に関わる形態であると考えられてきているので、非常に高感度の光散乱法により検討した結果、大声での会話は、1 秒当り何千個もの小滴を放出していることがわかった。閉鎖系で空気の停滞している環境下では、会話で生じる小滴は、時定数が 8 ～ 14 秒で消失していた。空気中で乾燥された後での小滴の核部分の大きさは、直径約 4 μm で、会話が発せられた直後である乾燥前の大きさでは、12 ～ 21 μm に相当する。

　COVID-19 に関していえば、口腔液の平均ウイルス RNA 量 7×10^8 コピー数 /ml(最大で、2.35×10^9 コピー数 /ml) に COVID-19 であれば、乾燥前の直径 50 μm の小滴が少なくともひとつのウイルス粒子を含む確率は、約 37% となる。直径 10 μm に縮小すると、確率は、0.37% となる。小滴が 1 以上ウイルスを含む確率は、口腔内液の均一の分布から生じるとするならば、無視できる。したがって、たったひとつのウイルス粒子が、感染を引き起こすことができると仮定できる場合においてのみ、空気中の小滴は、有意なリスクがあることになる。ヒトーヒトの感染が、コミュニティーや医療従事者で頻繁に報告されていることを考えれば、COVID-19 感染も、小滴中のウイルスからの感染が起こっていると考えられる。

5.2 SARS-CoV-2 の致死率

5.2.1 中国及びイタリアでの致死率

　致死率に関して、WHO は、イタリアでの高い致死率の背景には、高齢化が進んでいることと、患者の数が医療機関の対応能力を超えていることがあるという見方を示した。致死率に関して、イタリアと中国の年齢層別致死率を比較すると、下表のようになる。0-69 歳までは、イタリアと中国での致死率はほとんど同等であるが、70 ～ 79 歳で、中国の 8.0%の約 1.6 倍の 12.8%、80 歳以上では、中国の 14.8%の約 1.4 倍の 20.2% と高くなっている。

	Italy as of March 17, 2020		China as of February 11, 2020	
	No. of deaths (% of total)	Case-fatality rate, %[b]	No. of deaths (% of total)	Case-fatality rate, %[b]
All	1625 (100)	7.2	1023 (100)	2.3
Age groups, y				
0-9	0	0	0	0
10-19	0	0	1 (0.1)	0.2
20-29	0	0	7 (0.7)	0.2
30-39	4 (0.3)	0.3	18 (1.8)	0.2
40-49	10 (0.6)	0.4	38 (3.7)	0.4
50-59	43 (2.7)	1.0	130 (12.7)	1.3
60-69	139 (8.6)	3.5	309 (30.2)	3.6
70-79	578 (35.6)	12.8	312 (30.5)	8.0
≥80	850 (52.3)	20.2	208 (20.3)	14.8

表　イタリアと中国の年齢層別致死率

a: 中国のデータは、中国 CDC（疾病防疫管理センター）から。1 人の患者の年齢は不明
b: 症例致死率は、症例数を死亡者数で除した値。

出典：JAMA ホームページより JAMA 23 March 2020 (https://jamanetwork.com/journals/jama/fullarticle/276366)

　イタリアと中国での致死率に関しては、この章の冒頭でも示したが、WHO から、新型コロナウイルスの致死率は 2% 程度との見解があった。感染性は、基本再生産数（感染力）推定 1.5 ～ 2.5 で、通常のインフルエンザと同程度で、病原性はインフルエンザよりやや強いと言われている。インフルエンザの致死率は国によって異なり、1% 未満程度であるが、日本では抗インフルエンザ薬が多用されているので致死率が 0.1%（高齢者 0.3% 若年者 0.01%）と諸外国より低くなっている。

　感染者の症状には、発熱、咳、筋肉痛、倦怠感、呼吸困難などが比較的多く見

られる。

　中国 CDC（Chinese Center for Disease Control and Prevention）は、中国での COVID-19 発生に関する報告の概要を発表した。

　中国 CDC の発表データから、年齢別、基礎疾患別致死率を下図に示した。年齢別致死率を見ると、高齢者ほど、致死率が高く、とくに、80 歳以上は、14.8％の致死率であった。基礎疾患別致死率では、持病として、高血圧、糖尿病、心血管疾患等の持病が「ある」と「無い」場合に比べて、非常に高い致死率であった。SARS-CoV-2 感染の病態生理は、SARS-CoV 感染のそれと、非常に類似していて、攻撃的な炎症性応答を誘導し、気道への損傷を結果的に引き起こす。したがって、疾患の重症度は、ウイルス感染のみならず、宿主の応答に起因するものである。重症度が年齢とともに増加するのは、SARS-CoV や MERS-CoV の疫学とほぼ一致している。

　重症度の高い COVID-19 患者の 70％は、ARDS が直接的に呼吸器障害を起こし死に至っている。ウイルス感染及び又は二次的感染に応答した免疫システムにより放出される大量のサイトカインが、サイトカイン・ストームとなり、敗血症の症状を来たし、重症度の高い COVID-19 患者の 28％が、死に至っている。これらの場合、制御不能の炎症が、多臓器に障害を与え、とくに、心臓、肝臓や腎臓系の臓器不全に至る。因みに、腎不全まで進行した SARS-CoV 感染の患者の場合は、ほとんどが、結果的に死亡した。

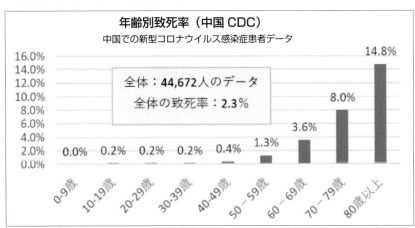

出典：JAMA ホームページより改変 JAMA. 2020 Feb 24. doi: 10.1001/jama.2020.2648.
(https://jamanetwork.com/journals/jama/fullarticle/2762130

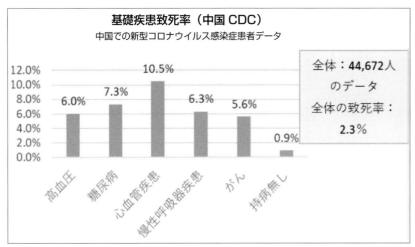

出典：JAMA ホームページより改変：JAMA. 2020 Feb 24. doi: 10.1001/jama.2020.2648.
(https://jamanetwork.com/journals/jama/fullarticle/2762130)

5.2.2 喫煙（ニコチン）と COVID-19

2020 年 5 月 11 日、WHO は、「新型コロナウイルス感染症（COVID-19）と喫煙に関する WHO 声明」を発表した。

WHO 声明によれば、たばこにより毎年世界で 800 万人以上の人々が死亡していて、このうち、700 万人以上は直接的な喫煙によるもので、約 120 万人は受動喫煙によるものである。喫煙は、多数の呼吸器感染症のリスク要因であり、呼吸器疾患を重症化させるものである。COVID-19 は主に肺に攻撃する感染症である。喫煙は肺の機能を損なうため、COVID-19 感染防御が困難となる。

日本には、約 2,000 万人の喫煙者がいる。受動喫煙も含めると、約 2,300 万人となり、日本人の約 5 人に 1 人がたばこの被害を受けていると推定される。慢性閉塞性肺疾患（COPD：chronic obstructive pulmonary disease）は、タバコ煙を主とする有害物質を長期に吸入曝露することで生じた肺の炎症性疾患であり、喫煙習慣を背景に中高年に発症する生活習慣病である。

中国・四川大学の Qianwen Zhao らが、この COPD と喫煙歴の COVID-19 の重症化に及ぼす影響に関して、既存のデータを集積してメタ解析を行った。全部で 2,002 症例のメタ解析を行ったところ、非喫煙者と比較した COVID-19 の重症化オッズ比（OR：Odds ratio）は、COPD 患者で 4.38（95% CI 信

頼区間：2.34-8.20）、喫煙経験者では、1.98（95% CI：1.29-3.05）であった。オッズとは、「見込み」のことで、ある事象が起きる確率 p の、その事象が起きない確率（1 − p）に対する比を意味する。オッズ比とは 2 つのオッズの比のことであり、コホート研究での累積罹患率（罹患率）のオッズ比と、症例対照研究での曝露率のオッズ比がある。このように、喫煙経験者では、非喫煙者と比べて、COVID-19 の重症化は、約 2 倍、COPD 患者では、非喫煙者の約 4 倍までにリスクが高まっていることがわかった。

　また、米国のブリガム・アンド・ウイメンズ病院とハーバード大学メディカルスクールの Mehra らは、COVID-19 における心血管疾患、薬剤治療及び致死率に関する論文を発表した。本観察研究の対象は、アジア、欧州及び北米の 169 病院で、2019 年 12 月 20 日から 2020 年 3 月 15 日に入院した COVID-19 患者のうち、2020 年 3 月 28 日時点で、病院内で死亡したか、生きて退院したかの記録がある患者である。結果として、慢性閉塞性肺疾患（COPD）の COVID-19 患者の死亡率は、14.2％で、COPD 無しの COVID-19 患者の死亡率は、5.6％であり、オッズ比は、2.96（95％信頼区間 CI：2.00-4.40）であった。現在喫煙している COVID-19 患者の死亡率は、9.4％で、過去に喫煙歴があるか、全く喫煙歴のない COVID-19 患者の死亡率は、5.7％であり、オッズ比は、1.79（95% CI：1.29-2.47）であった。このように、COPD や喫煙者は、COVID-19 で死亡するリスクが、2 〜 3 倍高いことがわかった。

　喫煙と COVID-19 の重症度の進展との関連に関するメタ解析は、カリフォルニア大学サンフランシスコ校の Patanavanich らからも、査読前の論文であるが、報告された。2020 年 3 月 28 日時点で、査読のある論文 19 報から、全部で 11,590 人の COVID-19 患者に対して解析を行った。そのうち、2133 人が重症（18.4%）で、731 人が喫煙歴あり（6.3%）であった。メタ解析の結果、喫煙と COVID-19 症状の進展との間には有意な相関関係が見られ、オッズ比は、1.91（95% CI：1.42-2.59, p=0.001）であった。結論として、喫煙は、COVID-19 の重症化の進展に関して、リスク要因となることがわかった。さらに、米国 Google 社の Smith らは、齧歯類とヒトの肺での ACE（アンジオテンシン変換酵素）発現が、タバコ煙により、用量依存的に増強されていること

とを明らかにした。喫煙を止めると、ACE2（アンジオテンシン変換酵素 2）発現レベルを減少させた。ACE2 発現は、炎症性シグナリングに応答し、ウイルス感染又はインターフェロン治療により、増強されることも証明された。これらのことから、喫煙者がどうして重症 SARS-CoV-2 感染にとくに感受性があるのかの説明になるかもしれない。さらに、肺細胞のインターフェロン刺激遺伝子として、ACE2 が同定された。これらの知見から、「SARS-CoV-2 感染が、ACE2 レベルを増加させて、ウイルスの伝播を容易にさせる正のフィードバックループを作っていること」が示唆された。マウス、ラット及びヒトの肺でのACE2 発現量を調べた結果、年齢や性別にあまり影響を受けていないこともわかった。

　他方、ニコチンと COVID-19 との関係性において、ニコチン性アセチルコリン受容体（nAChR）が、COVID-19 感染での病態生理において、重要な役割を果たしているのではないかとの仮説の検証も報告された。ニコチン性アセチルコリン受容体（nAChR）経路が、COVID-19 の炎症性症候に関与している。肥満や糖尿病で観察される迷走神経活性の低下が、COVID-19 で促進されて、ニコチン性アセチルコリン受容体（nAChR）の調節異常を引き起こし、結果として、肥満患者にはしばしば見られる過炎症状態となる。喫煙とニコチンの SARS-CoV-2 感染に対する潜在的防御効果が注目されているが、今日まで、COVID-19 での現在の喫煙者の割合を評価する研究から、確たる結論は出ていない。暫定的に、COVID-19 がニコチン性アセチルコリン受容体（nAChR）疾患として考えられ、SARS-CoV-2 がニコチン性薬剤であるとの考え方である。このように、ニコチンは、COVID-19 感染に対しての潜在的な予防剤として考えられるが、上述したような WHO の声明も含めて、ニコチンは、喫煙中毒の基となる乱用薬物であることも忘れてはいけない。但し、管理下された状態で、ニコチンが使用されれば、COVID-19 のような急性感染症の効果的な治療薬となる可能性は残されている。

5.2.3 糖尿病と COVID-19

　糖尿病は COVID-19 感染の入院及び致死率に対してのリスク要因である。

　中国・武漢市の病院で、2019 年 12 月下旬から 2020 年 1 月 26 日に、

集中治療室（ICU）に入院した 56 人の成人患者に関する研究で、2020 年 2 月 9 日時点での生存者と死亡者に関して、分析を行った。710 人の SARS-CoV-2 肺炎患者のうち、56 人が ICU に入院した。平均年齢は、59.7 歳（SD13.3）、35 人（67％）が男性、21 人（40％）が慢性疾患を持ち、51 人（98％）が発熱、32 人（61.5％）が 28 日時点で死亡した。ICU への入院から死亡までの平均期間は、7 日間（四分位範囲：3～11 日）。生存者に比べて、死亡者は、高齢であった（64.6 歳 vs 51.9 歳）。32 人の死亡者のうち、7 人（22％）は、糖尿病の併存疾患を持っていた。別の研究では、170 人の重症 COVID-19 患入院患者において、16.2％が糖尿病を持ち、140 人の COVID-19 入院患者の研究でも、12％が糖尿病を持っていた。糖尿病を持っている COVID-19 患者で、ICU と非 ICU の患者の致死率を比較すると、ICU 患者の方が、非 ICU 患者の 2 倍であった。中国では、糖尿病を持っている COVID-19 患者の致死率は、持っていない COVID-19 患者の致死率の 3 倍程度であった。このように、糖尿病は、COVID-19 でのハイリスク群であるが、SARS や MERS でも同様であった。糖尿病患者は、サイトカインのプロファイルや T 細胞及びマクロファージの活性化を含む免疫応答の変化の観点の両方において、感染に対する免疫応答で障害を持っている。

　2 型糖尿病を持つ多くの患者は、肥満で、その肥満が、重度の感染のリスク要因でもある。因みに、WHO によれば BMI（体格指数）が 30 以上の人は、日本では 4.3％、米国で 36.2％、英国で 27.8％、イタリアで 19.9％などと欧米で比率が高い。糖尿病性腎疾患や虚血性心疾患のような後期の糖尿病性合併症は、糖尿病患者の状況を複雑化させ、より虚弱化させ、COVID-19 の重症度をさらに増加させ、急性透析のようなケアの必要性が増すことになる。COVID-19 の併存疾患で最も頻度が高いのは、高血圧と糖尿病である。その両方とも、ACE 阻害剤での治療がなされている。コロナウイルスは、肺、血管や小腸の上皮細胞で発現している ACE2 を通して、標的細胞に結合する。ACE や ACE2 受容体阻害剤で治療を受けた患者では、ACE2 の発現の増強が見られる。したがって、ACE2 の発現が、高血圧や糖尿病の 2 つのグループで、増加していると思われる。

5.2.4 心血管疾患と COVID-19

心血管疾患等でどうして、致死率が高いのだろうか？

SARS-CoV-2 の受容体は、ACE2 である。ACE2 は、血圧や電解質を制御するレニン－アンジオテンシン系において、負（マイナス側）に制御していて、ACE が正（プラス側）に制御している。ヒトにおいて、ACE2 は、肺以外にも消化管、腎臓、心臓、血管にも発現している。国際医療福祉大学熱海病院の駒村和雄氏の日経メディカルの記事によれば、増殖したコロナウイルスは、ACE2 の発現を低下させ、急性肺不全などの重大な症状を起こすだけでなく、急性心筋梗塞や心血管系の慢性的な障害も惹起する。心臓は、ACE2 を顕著に発現しているので、新型コロナウイルスの主要な標的臓器のひとつとされている。中国でのいくつかの心筋障害に関する論文を紹介していて、現時点では、SARS-CoV-2 感染で、心筋梗塞が起こるメカニズムは不明であるが、米国コロンビア大学のグループによる論文では、「心筋梗塞は COVID-19 の約 4 分の 1 に存在し、発症時に急性の心筋梗塞を呈する者と、全身状態の悪化に伴って進行するという 2 つのパターンで発現する。いずれにしても、ACE 阻害薬／ ARB（ACE2 受容体拮抗薬）の継続的使用が現時点では推奨される」と紹介している。ACE2 阻害薬や ARB の服用と COVID-19 の重症化や死亡率との関係性に関しては、中国、イタリアや米国らのグループから、報告されており、いずれの報告においても、重症度、死亡率に対して、それらの服用は、ほとんど影響がないことを示している。

SARS の場合ではあるが、SARS-CoV に関する初期の研究では、基本的には、肺の気道上皮細胞、肺胞上皮細胞、血管内皮細胞とマクロファージを標的としていて、それらの細胞の殆どは、SARS-CoV の受容体である ACE2 を発現していて、SARS-CoV が感染すると、肺細胞での ACE2 発現を減少させる。肺の ACE2 機能の障害は、急性肺障害と関連しているので、ウイルスで誘導された ACE2 の発現低下は、本疾患の病理に重要なのかもしれないと推察している。

5.3　SARS-CoV-2 の変異

上述したように、SARS-CoV や MERS-CoV のようなコロナウイルスは、例外的に、非構造タンパク質（nsp14-ExoN）にエキソリボヌクレアーゼ活性があるので、校正機能により変異が起こりにくいと言われているが、SARS-

CoV-2 も RNA ウイルスであるため、変異は起こりうる。

　オーストラリアと台湾のグループは、SARS-CoV-2 の変異に関する査読前の論文を発表した。SARS-CoV-2 ゲノム配列 106 例と SARS ゲノム配列 39 例を用いて、分析を行った結果、SARS-CoV-2 は、SARS よりも、突然変異率は、非常に低かった。また、インドで 2020 年 1 月 27 日に採取された検体を解析したところ、ACE2 受容体への結合能力が低下していたことも明らかにされた。SARS-CoV-2 は、急速に感染が拡大しているが、変異率は、比較的低かった。この解析結果の中に、日本でのダイヤモンドプリンセス号の乗客からの検体も含まれており、その内、3 検体は、中国・広州市からの検体と非常に近く、解析した残りの 2 検体は、米国のいくつかの症例に分類できることもわかった。これらの変異のデータを蓄積する必要はあるが、上述のインドでの例は、今後のワクチンや医薬品の開発を考える上で、注意しなければならない重要な知見である。これ以外にも、中国の浙江大学医学部の Hangping Yao らは、11 人の患者からの SARS-CoV-2 の遺伝子の解析を行った。33 個の変異を同定して、その内、19 個の変異は新規であった。

　他方、別の視点からの解析を行い、別の見解を示す例もあった。オーストラリアの Monash 大学の Vankadari は、2020 年 3 月 24 日時点で、NCBI データベースで利用できる完全な 106 のゲノム配列を用いて解析した結果、この 3 ヵ月の間で、数百の点突然変異または SNP（一塩基多型）が見つかり、この中で、47 個の重要な点突然変異または SNP はゲノム全体に渡って存在していて、種々のタンパク質—タンパク質の認識に関与していた。変異の系統樹から、3 ヵ月で進化した突然変異は、3 つのグループ（スパイクタンパク質、Nsp1、及び RNA 依存性 RNA ポリメラーゼ（RdRp）などの 3 つ）に分けられる。このことは、SARS-CoV-2 は、非常に立派で、ヒト－ヒト伝播の間でも、迅速な変化をし、そして、変異を起こしていることを示唆し、Andersen らの「ヒト－ヒト伝播の間では、変異しないかもしれないという」誤解を解消すると思われる。流行のこの 3 ヶ月での突然変異または SNP の速度及び数は、急速な進化を巧みに操作し、その裏付けとなる、ウイルスの複雑性を明確に示している。突然変異または SNP が起こっている場所は、スパイクタンパク質では、露出した表面部分で、溶媒が近接できる領域では、宿主の受容体（ACE3 及び CD26）結合

及びフーリン切断部位に含まれている。これらの変異は、ウイルスを受容体結合阻害剤に対しより耐性にするかもしれない。このスパイクタンパク質以外にも、重要な Nsp1 や RdRp タンパク質でも、たくさんの突然変異または SNP が見られる。これらの突然変異または SNP の他に、ゲノム全体に、ヌクレオチドの欠失や挿入も見いだされており、これらの観察結果は、抗ウイルス薬の有効性や悪性度の増加の評価に非常に重要であり、SARS-CoV-2 における圧倒的な突然変異に対する原因を示しているのかもしれない。例えば、ひとつの仮説として、多くの抗ウイルス薬を次々と使用したために、ウイルスの連続的な突然変異に至ったのかもしれない。

　また、イタリアのグループらは、SARS-CoV-2 の変異のホットスポットは、このウイルスの RNA 依存性 RNA ポリメラーゼの変種を含むことを明らかにした。RNA ウイルスの変異率は、それらの宿主の変異率よりも、100 万倍も高く、この変異により、ウイルスの悪性度も変化していくことになる。通常の RNA ポリメラーゼは、コロナウイルス属のような例外を除き、校正機能に欠けている。データベース（GISAID）にある 220 の完全な SARS-CoV-2 ゲノム配列を用いて解析を行った。検体として、2019 年 12 月が 5 例（2.3%）、2020 年 1 月が 67 例（30.45%）、2 月が 67 例（30.45%）、3 月 15 日までの 3 月が 81 例（36.8%）のゲノムの解析である。地域を 4 つに大別し、アジア地域（中国、日本、東南アジア及びインド）、オセアニア地域、欧州地域、北米地域（アメリカとカナダ）とした。アジアで検出された変異の数及び発生率は、欧州と北米で最大となり、そして、これらの欧州と北米で検出されたウイルス株は、アジア地域で発生した L 株（発生頻度が高い株）から来ていることもわかった。SARS-CoV-2 の 8 つの部位での新規な変異が発見され、その内の 5 つは、主に、欧州で検出され、残りの 3 つは、北米で検出された。また、RNA 依存性 RNA ポリメラーゼのサイレント変異も、英国 2020 年 2 月 9 日の検体で発見されている。

　日本においては、国立感染症研究所が、新型コロナウイルス SARS-CoV-2 のゲノム分子疫学調査（2020 年 4 月 16 日現在）の結果を、2020 年 4 月 27 日に公表した。最初の武漢株、その後、3 月初旬から欧州及び北米で起こった感染拡大で得られたヨーロッパ株、北米株を調査し、日本でもそのヨーロッパ株が

検出されたと報告している。SARS-CoV-2の変異速度は、現時点で、25.9塩基変異／ゲノム／年と推定されている。

5.4　COVID-19 患者の臨床的特徴

5.4.1　発熱、咳等以外の嗅覚や味覚異常

　COVID-19と確定された武漢市での患者1099人の臨床的特徴に関して、Guanらの報告によると、年齢別では、0～14歳が0.9%（9/1011）、15～49歳が55.1%（557/1011）、50～64歳が28.9%（292/1011）、65歳以上が15.1%（153/1011）で、女性は、41.9%であった。一般的な臨床的症状は、発熱が、入院時で43.8%、入院中で88.7%、咳が67.8%であった。下痢の頻度は低く3.8%であった。武漢市の患者の初期の解析では、COVID-19の潜伏期間は、概ね4.1～7日であった。

　WHOでは、COVID-19の主な症状として発熱、倦怠感、空咳を挙げているほか、呼吸困難やうずき・痛み、喉の痛み、下痢、吐き気、鼻水の症状も報告されている。これら以外に、無臭症や味覚異常が世界各地で確認されている。嗅覚や味覚異常に関しては、イタリアのパドバ大学のGiacomo Spinatoらが、202人のSARS-CoV-2陽性患者に関する報告をしている。COVID-19患者の主要な症状は、発熱、倦怠感、空咳、筋肉痛と呼吸困難である。従来のコロナウイルスの株は、嗅上皮を通して中枢神経系に侵入し、嗅球（終脳前端部分にある球状の神経組織で、嗅覚を司どるニューロン）内から増殖することが証明されている。嗅上皮細胞は、SARS-CoV-2ウイルスの受容体であるACE2の発現が呼吸器官系で最大の発現をしている細胞でもある。こ

項目	内容	患者数	有病率 （%）
嗅覚又は味覚の異常の程度	無し	72	35.6%
	非常に軽度	5	2.5%
	軽度	23	11.4%
	中等度	27	13.4%
	重度	27	13.4%
	最悪	48	23.8%
異常の発生時期	無し	72	35.6%
	唯一の症状	6	3.0%
	他の症状の前	24	11.9%
	他の症状と同時	46	22.8%
	他の症状の後	54	26.7%

出典：JAMA. 2020 Apr 22. doi: 10.1001/jama.2020.6771.
(https://jamanetwork.com/journals/jama/fullarticle/2765183

のようにウイルスの侵入に関しては、嗅上皮細胞を通して行われるので、嗅覚や味覚異常は、メカニズム的に理にかなっている。イタリアの Treviso 地域病院で、2020 年 3 月 19 日から 3 月 22 日までに、PCR 検査で SARS-CoV-2 ウイルス陽性の成人患者 202 人の検討をした結果が、前表である。これらの嗅覚や味覚異常以外には、倦怠感（68.3%）、空咳又は喀痰を伴う咳 (60.4%)、そして発熱（55.5%）であった。

5.4.2 若年者の罹患及び川崎病との関連性

　高齢者や基礎疾患のある人が、COVID-19 に罹患すると重症化し易いと言われていたが、「若年者でも重症化に警戒すべきである」との報告が CDC から出された。20 歳未満で、入院している割合が、1.6 ～ 2.5% となっている。COVID-19 患者の中で、19 歳以下の若者の感染者数は、中国、イタリアや米国でも、確かに 2% 以下であり、感染している子供は、ほとんどが軽症である。子供の罹患率が低い理由や子供がどうして軽症なのかに対して、種々の報告がなされている。いずれにしても、これらに対する解答が見いだされないと、休校措置の解除・延長の判断が難しくなるからであるが、現実的には、2020 年 5 月になってから、新型コロナウイルス感染は減少傾向にあるとのことで、子供にとっては死活問題である休校措置が、各国で、それぞれのソーシャル・ディスタンシングなどの対策を前提として、解除され始めた。ほとんど多くの子供が軽症なのは、「子供の肺は、SARS-CoV-2 が細胞に侵入するときの受容体である ACE2（が少ないか、或いは、未熟であるから」との説も出されている。

　1 例として挙げると、米国マウントサイナイ健康システムは、子供と SARS-CoV-2 ウイルスの受容体である ACE2（アンジオテンシン変換酵素 2）の量に関して、回顧的な研究で、2015-2018 年の検体を用いて、その関係性を調べた。喘息の鼻におけるバイオマーカー研究で収集した検体を用いた。鼻の上皮細胞は、細胞学用ブラシで集めて、RNA 安定化液に直ぐに浸し、マイナス 80℃で保存した。RNA は 6 ヵ月以内に分離した。但し、本研究では、60 歳以上の検体はない。

　10 歳以下の子供、10 ～ 17 歳の子供、18 ～ 24 歳の青年と 25 歳以上の大人で、ACE2 の鼻の上皮細胞での発現量を調べた結果、明らかに、10 歳以下

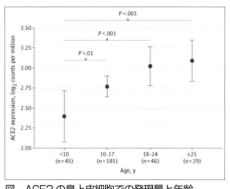

図　ACE2 の鼻上皮細胞での発現量と年齢
出典：JAMA. 2020 May 20. doi: 10.1001/jama.2020.8707.
(https://jamanetwork.com/journals/jama/fullarticle/2766524)

の子供では、ACE2 発現量が低下していた。この発現量の低下が、COVID-19 への罹患の少なさのひとつの理由かもしれないと考察している。

　他方、子供は、風邪の原因である、他のコロナウイルスに、より日常的に曝されているので、今回の新型コロナウイルスから防御できているとの意見もあるが、新生児ですら、重症にはなっていないように見えるので、この意見の妥当性も判断がつかない。子供は、より適した免疫応答を有していて、ウイルスを撃退する程度には強力であるが、自分自身の臓器に対しては、それほどの攻撃をしないからであると考えている科学者もいる。すなわち、COVID-19 ウイルスで感染した 300 人の子供を解析したところ、放出されたサイトカインのレベルが、大人より、非常に少なかったとの結果であった。通常、COVID-19 患者の場合、サイトカインの放出量はかなり多くなっている

　50 歳以下の若年の COVID-19 患者で、大血管虚血性心疾患症例 5 例がニューヨーク・マウントサイナイ健康システムの Thomas Oxley らから報告された。33 歳、37 歳、59 歳、44 歳と 49 歳の患者で、49 歳の患者は、軽度の心筋梗塞の病歴があったが、それ以外の患者に既往歴は無かった。2004 年にシンガポールで SARS が発生した時も、このアウトブレイクと関連して、大血管虚血性心疾患が報告されていた。COVID-19 の合併症として、凝固障害や血管内皮の不全が提唱されているが、今後の検討が必要である。

　COVID-19 患者で血液凝固も観察される例もあるが、血液凝固は、血管内皮細胞の障害との関連が指摘されている。この内皮細胞は、子供の場合、大人よりも、典型的に非常により良い状態を維持しているので、内皮細胞としての環境は完全であるのかもしれない。大人になるにつれて、内皮細胞は劣化して行く。

　また、COVID-19 の症状が、川崎病と似ているので、とくに、小児の場合、

臨床所見を注意深くみなければならない事例も報告された。

　川崎病とは、1967 年に小児科医の川崎富作医師が発表した、手足の指先か皮膚がむける症状を伴う小児の「急性熱性皮膚粘膜リンパ線症候群」に対して名付けられた疾患である。川崎病は、急性熱性疾患（急性期）と冠動脈障害を主とした疾患（後期）の 2 つの疾患を持つ。この疾患は、とくに日本人、日系アメリカ人、韓国人などアジア系の人々に見られるが、世界各地で報告されている。今回、WHO は、2020 年 4 月 29 日に、新型コロナウイルスに感染した子供の中に、血管に炎症が起きて発疹や目の充血などを起こす「川崎病」に似た症状が複数観察され、各国と提携しながら注視していく考えを示した。英国 Euronews 誌は、2020 年 4 月 5 日、子供で川崎病と COVID-19 との関連性と題した記事を掲載した。COVID-19 とは診断されなかったが、英国、フランス、イタリア、スペインそして米国で、川崎病の症状の子供が報告されている。川崎病の特徴としては、発熱、赤目、赤い唇、赤い舌、発疹、手足の腫れや発赤、そして、リンパ節と首の腫れがある。この疾患は軽度であるが、4 分の 1 は、冠動脈瘤又は心臓動脈の腫脹が見られる。フランスで、15 人の川崎病があったが、全てのケースで、COVID-19 では無かった。

　米国 Palo Alto 医療財団の Jones らは、COVID-19 と川崎病との関連に関する報告をした。COVID-19 の患者では、20 歳以下の割合は、わずか 2％であるが、小児科で COVID-19 と確認された 791 人の内、90％以上が、無症候性、軽度、又は中等度の症例であった。全部で 2,143 人の患者を診て、1,412 人は、COVID-19 が疑われたが、COVID-19 の感染は確認されなかった。今回、初めてのケースと思われが、6 ヵ月の女子幼児が川崎病と診断された。発熱、ぐずり泣きと拒食状態で、小児の緊急処置室に来院したが、咳、鬱血又は鼻漏の症状は無かった。38.8℃の熱のぐずり泣きの幼児であった。迅速インフルエンザ検査及びカテーテル尿検査はいずれも陰性であった。ウイルス感染と診断された。患者は、静注グロブリン（IVIG）と高用量のアスピリン（ASA）の治療を受け、その後、臨床症状も改善、熱も下がった。患者の最初の心電図は正常で、IVIG 投与 48 時間後に退院して、自宅隔離を 14 日間行った。

　これ以外にも、NHK のワールドニュースにて、2020 年 5 月 6 日に、子供の病気が COVID-19 に関連しているかもしれないと伝えた。ニューヨーク市の

健康当局によると、15 人の子供が、重篤な炎症性症状を呈し、COVID-19 との関連性が疑われた。4 月 17 日から 5 月 1 日の間に、臓器や血管の炎症で、入院した子供で、子供の年齢は 2 歳から 15 歳。発熱、発疹等を含む臨床症状を示し、川崎病と一致した。15 人のうち 4 人は、ウイルス検査陽性、6 人は抗体を持っていることが確認された。日本川崎病学会が、2020 年 2 月から 4 月に、例年と比べて、川崎病患者が増えているかどうか等の調査を行った。その結果を、5 月 7 日に報告したが、学会は、COVID-19 の流行が拡大した 2020 年 2 月から 4 月において川崎病患者の増加は確認されず、COVID-19 症状を疑う患者もひとりを除いていなく、その 1 人も、PCR 検査で陰性であったと報告している。

英国の Shelley Riphagen らは、東南イングランドで、2020 年の 4 月中旬の 10 日間で、前例の無いクラスターである、過炎症性ショックを持った 8 人の子供が、非典型的川崎病に類似した症状を示したことを報告した。

イタリアからも同様な報告があった。イタリア・ベルガモ県は、SARS-CoV-2 の流行のイタリアでの激震地であり、感染率及び死亡率が一番高かった地域でもある。SARS-CoV-2 流行時のベルガモ県での、重度の川崎病様疾患のアウトブレイクに関する論文が発表された。2020 年 2 月 18 日から 4 月 20 日の間、ベルガモのパパ・ジョバンニ第 23 病院小児科部門に入院した COVID-19 患者の川崎病様患者を、過去 5 年間に川崎病で入院した患者との比較を行った。川崎病と診断された 10 人（7 人男性、3 人女性）は、平均年齢が 7.5 歳であった。2010 年の日本での川崎病の発症率は、5 歳以下の患者で、10 万人当り、239.6 人、米国では、10 万人当り 20.8 人であった。北東イタリアでの過去 2 年の発症率は、10 万人当り 14.7 症例であった。SARS-CoV-2 流行の後でベルガモ県での川崎病様疾患の発症率は、過去 5 年に比べて、月当りで約 30 倍高かった。

COVID-19 と川崎病のとの関係性が議論されている中、川崎富作医師は、2020 年 6 月 5 日、東京の病院で、老衰のため、死去した。95 歳であった。

5.4.3　基礎疾患及び侵襲的機械的換気

米国ニューヨーク州エリアでの COVID-19 患者 5,700 人を対象にした特徴、併存疾患及び予後に関する報告がなされた。米国では、2020 年 1 月 31 日に、

ワシントン州で、COVID-19 患者の初症例が報告された。その後、直ぐに、ワシントンとカリフォルニアでのアウトブレイクとなり、続いて、ニューヨーク州が最大の感染者数を記録することになった。2020 年 3 月 1 日から 4 月 2 日に入院したニューヨーク州の 12 の病院での 5,700 人の患者の分析を行った。その中で、糖尿病又は高血圧の併存疾患を持っている患者に関してのデータを抜粋すると下表のようになる。ICU での治療が必要な患者は、全体の 14.2%であり、侵襲的機械的換気が必要となった患者は、12.2%であった。侵襲的機械的換気群及び ICU での治療群の両方とも、死亡率は、糖尿病患者の場合は、非糖尿病患者に比べて、多くなっていて、高血圧の場合は、非高血圧に比べて、低下しているのがわかる。侵襲的機械的換気を受けた患者 12.2%の中で、88%は死亡した。

基礎疾患		非糖尿病		糖尿病		非高血圧		高血圧	
対象人数		329		224		169		384	
死亡者数	侵襲性機械的換気	157	47.7%	125	55.8%	100	59.2%	182	47.4%
	ICU ケア	162	49.2%	129	57.6%	102	60.4%	189	49.2%

出典：JAMA. 2020 Apr 22. doi: 10.1001/jama.2020.6775. 一部抜粋
https://jamanetwork.com/journals/jama/fullarticle/2765184

5.4.4　血液凝固

　COVID-19 患者において、よく知られている呼吸器障害に加えて、血液凝固も、重要な危険因子である。血液凝固は、COVID-19 患者に、心臓発作や脳梗塞を引き越し、皮膚に奇妙な発疹を作り、指や爪先に霜焼けのような赤い、膨れた傷となる。死体解剖の観察から言えるのは、COVID-19 患者の肺や腸、肝臓、そして腎臓の微小血管が、凝固で詰まっていることである。死体解剖で見る血管障害のタイプは、今まで見たことの無いタイプである。危険な血液凝固は、重症患者には常に多大なるリスクで有り、とくに、COVID-19 患者で、機械的換気を受けている患者にとっては、リスクが大きい。最近のフランスの研究で、COVID-19 に関連した呼吸器障害を持ち、ICU で治療を受けている 150 人の患者は、非 COVID-19 患者で、呼吸器障害を持った 145 人の患者と比較して、血液凝固の率が有意に高かった。ひとつの考え方としては、体が、ウイルスと戦うべく、サイトカイン・ストームと称される免疫的攻撃を開始し、感染を阻止しようとして、細胞が自己に対しての攻撃を始めてしまうことがある。過免疫状態での、血液凝固のリスクは、よく知られている。もうひとつの考え方は、

ウイルスがより直接的に凝固を引き起こすことである。Lancet に掲載された論文では、新型コロナウイルスが内皮細胞に侵入する証拠を示している。血管内皮は、血管の裏打ちであるが、それが、血管系システムでの重要な機能である凝固や腫脹などを、指示している。高血圧、糖尿病や心疾患ストレスのような状態では、内皮細胞にストレスをかけているので、このような基礎疾患を持つ患者が、COVID-19 ウイルスに感染すると、重症化することもうなずけると述べている。

　抗凝固剤投与による COVID-19 入院患者における生存率の改善に関して、マウントサイナイ医科大学のグループから、報告された。

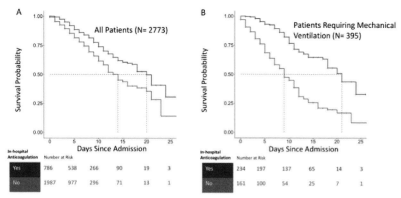

出典：JOUNAL OF THE AMERICAN COLLEGE OF CARDIOLOGY ホームページより
(https://www.onlinejacc.org/content/early/2020/05/05/j.jacc.2020.05.001)

　2,773 人の COVID-19 患者での抗凝固剤の使用（上方実線）と未使用（下方実線）で、生存確率を比較した図（左）からもわかるように、投与群が、非投与群よりも、生存確率は高くなっている。機械的換気を必要とする重症度の高い患者での比較（N ＝ 395）では、さらに、差異は顕著で、投与群の生存確率は高くなっている。

　厚生労働省の新型コロナウイルス感染症（COVID-19）診療の手引き第 2.1版（2020 年 6 月 17 日発行）において、第 1 版ではなかった「血栓を防げば重症化を予防出来る可能性」に関しての知見も追記してある。6 章の血栓症対策で、「D- ダイマーが正常上限を超えるような場合には、ヘパリンなどの抗凝固療法を実施することが推奨される」と明記してある。

　血栓は、血管の中で、血液が固まった塊になった状態をいうが、この塊ができ

る過程で、血小板や一連の血液凝固因子が作用し、最終的には、フィブリノゲンから生じるフィブリンで補強された塊（フィブリン塊）が生じる。フィブリノゲンやフィブリンは、プラスミンという酵素で、分解を受けて、FDP（Fibrin/Fibrinogen degration products：フィブリン／フィブリノゲン分解産物）となる。FDP はフィブリノゲン分解（一次線溶）とフィブリン分解（二次線溶）を総合的に反映するが、D ダイマーは二次線溶だけを反映する。この D- ダイマーと COVID-19 との関係性が検討された報告がいくつかある。

Fei Zhou らは、中国・武漢の 2 つの病院に、2020 年 1 月 31 日までに退院したか死亡したかの COVID-19 患者の回顧的多施設コホート研究により、D ダイマーは、COVID-19 成人患者の死亡率と関連していることを報告した。入院時に D ダイマー濃度が、1 μg/ml の患者では、81%（72 人中 44 人が死亡）の死亡率であった。

Litao Zhang らは、武漢の別の病院で、2020 年 1 月 12 日から 3 月 15 日に入院した COVID-19 患者の回顧的研究を行った。全体で 343 人の患者で解析したところ、院内死亡率の、D ダイマーの最適カットオフ値は、2.0 μg/ml であった。D ダイマー濃度が 2.0 μg/ml 以上の患者 67 人中、死亡者は、12 人で、2.0 μg/ml 未満の患者 267 人中、死亡者は、1 人であった（有意差検定；p 値は、< 0.001）。従って、重症度が高くなると、D ダイマー濃度も高くなり、重度の血栓が引き起こされている可能性が示唆された。

5.4.5 母子感染（垂直感染）の可能性

SARS-CoV-2 で感染した母親の子宮から出生前の胎児への感染は起こるのだろうか？

中国の武漢大学人民病院の Lan Dong らが、母子感染に関する報告をしている。一連の 9 人の妊娠女性からの母子感染は、認められなかったが、COVID-19 患者の新生児の 2 時間後の検査で、IgM 抗体レベルが高くなっている例があった。出産後、新生女児の 2 時間後の IgM 抗体化が高いということは、新生児は、子宮で感染したことを示唆している。IgM 抗体は、胎盤を通して、新生児に移動しないので、母親が感染してから帝王切開で出産するまでの 23 日間、ウイルスに暴露されていたと考えられる。炎症や肝障害を示す検査値

から、垂直感染の可能性を示唆していると思われる。但し、出産時の感染の可能性も除外できない。また、武漢の別の病院、中南大学からの母子感染に関する事例も Hui Zeng らから紹介されている。6 人の COVID-19 母親患者から、帝王切開で、新生児が誕生した。新生児の鼻咽頭ぬぐい液検体及び血液検体は、すべて、PCR 陰性であった。6 人の新生児の血清で、IgG 及び IgM 抗体が検出された。2 人の新生児に、IgM 抗体が検出されたが、通常は、母親から胎児には移動しない。

　この 2 つの母子感染を疑わせる論文に対して Kimberlin らは、「更なる決定的な証拠が必要である」とコメントしている。IgM は、先天性感染症を診断するためには、課題のある方法であり、多くの先天性感染症は、IgM 検出に基づいて、診断されていないからである。なぜなら、IgM アッセイは、交差反応性などともに、疑陽性や疑陰性の結果になりやすいからであるとコメントしている。今後の、分子診断的な手法による確認が必要である。

　その後、英国オックスフォード大学の Knight らは、SARS-CoV-2 確定妊婦に関する特徴及び予後に関する、査読前の論文を発表した。対象妊婦は、2020 年 3 月 1 日から 4 月 14 日までの SARS-CoV-2 感染妊婦 427 例で、2020 年 4 月 29 日までに得られたデータを使用した。対照群は、2017 年 11 月 1 日から 2018 年 10 月 20 日に出産した SARS-CoV-2 に感染していない 694 例を用いた。結果として、2020 年 3 月 1 日から 4 月 14 日までの推定妊婦数は、86,293 例なので、1,000 人当り COVID-19 妊婦の入院数は、4.9 となる。妊婦で、COVID-19 を発症した中央値は、妊娠 34 週で、入院した COVID-19 妊婦の大部分は、妊娠第 3 トリメスターか分娩前後で、81%をしめた（＝ 342/424）。普通に観察された症状は、発熱、咳及び呼吸困難であった。母子感染に関しては、出生時の 6 人が、出生 12 時間以内で、SARS-CoV-2 検査陽性（2%＝ 6 人／ 244 人）であったので、垂直感染が生じたことを示唆していると思われる。結論として、SARS-CoV-2 感染で入院したほとんどの妊婦は、第 2 の後期から第 3 トリメスターの時期であったので、妊娠後期においてソーシャル・ディスタンシング対策を継続すべきとのガイダンスを裏付けるものとなった。ほとんどの妊婦の予後は、良好で、SARS-CoV-2 の出生児への感染は、ほとんど起こらない。感染での入院と黒人やマイノリティー民族との強い関連性に関しては、緊急な調査及び説明が必要である。

5.5　無症候性及び再陽性 COVID-19 患者

　厚生労働省対策推進本部クラスター対策班 東北大学大学院医学系研究科・押谷仁教授は、2020 年 3 月 29 日の暫定版の資料で、SARS と COVID-19 の違いに関して報告した。SARS と COVID-19 の疫学的違いは、SARS では、ほとんどすべての感染者が重症化し、そのためにすべての感染連鎖を検出し、それらをすべて断ち切ることで封じ込めに成功したが、「COVID-19 の場合、多くの感染者が無症候・軽症であり、すべての感染連鎖を見つけることはほぼ不可能である」という決定的な違いがあることを示した。

　福島県立医科大学・会津医療センターの新妻一直医師らは、無症状にて発症していた新型コロナウイルス肺炎の 2 例を紹介している。患者は、ダイヤモンドプリンセス号の乗客であった。病院への搬送時以前から無症状にて経過され、当院到着後、胸部 CT 検査にて肺炎が確認され、その翌日から発熱し、Lopinavir/Ritonavir（ILV/r）、抗菌薬、漢方薬の治療を開始した。中国での疫学調査では、重症度は、軽症（肺炎無し、軽症肺炎）が 81％程度、重症は 14％程度、人工呼吸器装着、呼吸不全や多臓器不全の重篤例は、5％程度、致命率は、2％程度と報告されている。

　COVID-19 患者の臨床症状は、無症候性から重篤な呼吸器不全、そして、死亡まで、多岐に渡っている。今回の SARS-CoV-2 ウイルスと CD4 陽性細胞との関連性に関して、ベルリン大学医学部の Julian Braun らは、査読前ではあるが、論文を公表した。末梢血中で、S タンパク反応性 CD4 陽性細胞は、COVID-19 患者では、83％に、SARS-CoV-2 ウイルスが血清学的に陰性な健常人で、34％に検出された。COVID-19 患者の S 反応性 CD4 陽性細胞は、S タンパク質のアミノ末端とカルボキシ末端エピトープを同等にターゲットとしていたが、健常人の S タンパク反応性 CD4 陽性細胞は、その S タンパク質のカルボキシ末端エピトープのみと反応した。健常人における S タンパク質反応性 CD4 陽性細胞の存在の由来も含めて、今後の重要な解決すべき課題で有り、SARS-CoV-2 ウイルスのパンデミックのメカニズムの理解のみならず、封じ込め政策への応用、そして、ワクチン開発へのサポートにも影響する課題である。

　無症候性患者の存在が、今回のパンデミック制圧の大きなブレーキになっているが、それ以外にも、回復した患者が再度感染する事例が少なからず、報告

されている。中国復旦大学の Jinghe Huang らのグループは、COVID-19 から回復した 175 人の患者の SARS-CoV-2 ウイルスに対する中和抗体を調べた。その結果、175 人の 50％阻害量（ID50）は、検出限界以下（＜ 40）から 21,567 までの値の範囲に分布した。回復した患者の 30％（殆どは、若年者である）の中和抗体価は、50％阻害値が、＜ 500 の非常に低い中和抗体力価（500 未満であると、防御機能を与えるにはあまりにも低すぎる力価である）であった。さらに、その中の 10 人は、検出限界以下（＜ 40）であった。

　回復した患者の中和抗体価がこれほど低いと、再感染に関しては、どのような防御因子があるのかどうかの検討も含めての考察が必要になる。この理由に関して、著者の Huang 氏は、検出限界以下の 10 人の患者は、COVID-19 の典型的な症状である発熱、寒気や咳を持っていたが、T 細胞かサイトカインのような免疫システムの他の部分で、ウイルスを打ち負かしたのかもしれないとコメントしている。このことは、集団免疫の理論にも影響を及ぼし、集団免疫自体が成立しない可能性もあり、早急に明確化する必要がある。Newsweek 誌（2020年 4 月 13 日）によれば、韓国疾病予防管理局（KCDC）の発表では、2020年 4 月 10 日、新型コロナウイルス感染症から回復して退院した 91 名が PCR検査で陽性を示しているため、調査を進めており、さらに、日本でも、大阪府や北海道で確認されていると述べている。KCDC は、再感染に関して、1）再感染、2）再発、そして 3）検査の不備を考えていて、高い可能性としては、ウイルスの 1種の再発、再活性化が起こっているとの考えに傾いている。WHO は、4 月 13日の記者会見で、「新型コロナウイルスの感染症から回復したヒトが再び検査で陽性になる事例が出ていることについて、回復者が免疫をどの程度持っているかどうかは不明である」との見解を述べている。

　慶應義塾大学病院が、4 月 21 日に発表した患者も無症状の患者であった。当該病院長　北川雄光氏は、「4 月 13 日から 4 月 19 日の期間に行われた術前および入院前 PCR 検査において、新型コロナウイルス感染症以外の治療を目的とした無症状の患者さんのうち 5.97％の陽性者（4 人 /67 人中）が確認された。これは院外・市中で感染したものと考えられ、地域での感染の状況を反映している可能性があり、感染防止にむけてさらなる策を講じていく必要があると考えております」と述べている。

　神戸市における抗体検査結果も、2020 年 5 月 1 日に報告されたが、神戸市立医療センター中央病院の外来患者 1,000 名のうち、33 人が、IgG 抗体検査陽性であった。この数値から、神戸市の感染者数を推定すると、約 4 万人となり、報告されている PCR 検査陽性確定者の 396 〜 858 倍になると推定されている。

　また、ニューヨーク州では、クオモ知事が、4 月 23 日に、住民 3,000 人（食料品店や大型店に買い物に来た 18 歳以上の人で、19 のカウンティーの 40 ヵ所）の抗体検査に関する予備的結果を発表した。地域間での変動も大きかったが、

地域	検査占有率（%）	陽性率（%）
Long Island	14.4%	16.7%
New York 市	43.0%	21.2%
Westchester/Rockland	9.8%	11.7%
上記以外	32.8%	3.6%

出典：Bloomberg ホームページより
(https://www.bloomberg.com/news/articles/2020-04-23/
new-york-finds-virus-marker-in-13-9-suggesting-wide-spread)

ニューヨーク州の人口 1,950 万人、ニューヨーク市の人口 840 万人の値から計算すると、州全体で約 270 万人、市では約 180 万人がウイルスに感染したことを意味する。但し、今回の検体は、家にいる高齢者や必須労働者は含まれていないことに注意すべきである。

　同様に、米国の他の地域でも抗体検査結果の予備的な報告がなされている。サンフランシスコ州ロサンゼルス市での抗体検査の予備的報告が、南カリフォルニア大学とロサンゼルス市公衆衛生部門から、4 月 20 日になされた。症状のある 863 人の成人の検査結果で、成人の約 4.1% が抗体検査陽性であった。統計的誤差を考慮すると、約 2.8% から 5.6% となり、これは。この地区の 221,000 から 442,000 人に該当し、公式に発表されている 7,944 人の COVID-19 確定患者と比べれば、28 倍から 55 倍高い数値となった。この結果により、今後の疾患の統計予測や公衆衛生の政策を再考しなければならない。

　カリフォルニア州のサンタクララ郡での抗体検査に関する、査読前の論文では、サンタクララ郡での SARS-CoV-2 ウイルスに対する抗体陽性率は、1.5% であった。人口加重した抗体陽性率は、2.81% となった。検査キットの感度や特異性等を考慮すると、2.49% から 4.16% となり、これは、4 月初期において、サンタクララ郡の 48,000 人から 81,000 人が感染していると推定できる。この値は、確定症例数の 50 から 85 倍の数値である。

中国武漢で COVID-19 の無症候性患者と症候有りの患者の臨床的特徴を比較した報告が、武漢大学中南病院の Yong Xiong らからなされた。2019 年 12 月 24 日から 2020 年 2 月 24 日まで、武漢大学・中南病院に入院した COVID-19 患者に関する検討を行った。これらの患者は、26 のクラスターから感染したものである。武漢華南海鮮市場との接触歴か COVID-19 で入院している患者との濃厚接触者が本研究の対象者で、全員で 78 人である。クラスター当りの平均患者数は、3 人（（四分位範囲 IQR：2 〜 3）で、範囲は、クラスター当り、2 〜 10 人であった。78 人中、33 人が無症候性（42.3%）、45 人が症候有り（57.7%）であった。無症候性群では、症候群よりも、年齢は若く、女性の方が比率は高かった。回復期間中の CD4 リンパ球に関しては、無症候性患者では、症候性患者に比べて、消費が少なく、無症候性患者での免疫システムの障害が、症候性患者よりも、より軽度であることが示唆された。幸運にも、無症候性患者は、鼻咽頭ぬぐい液からのウイルス放出期間は、より短期間（8 日）であった。

表　26 の感染クラスターにおける COVID-19 患者の特徴及び予後

特徴	患者数　（%）				検定	
	無症候性		症候有り		χ2又はF検定	P値
平均年齢（IQR）	37	(26-45)	56	(34-63)	10.221	0.001
女性	2	(66.7)	14	(31.1)	9.685	0.002
平均潜伏期間、日	NA		3	(2-6)	NA	
ベースライン肝障害	1	(3.0)	9	(20.0)	4.905	0.03
平均ウイルス放出期間、日（IQR）	8	(3-12)	19	(16-24)	7.022	0.001
平均肺回復期間、日（IQR）	9	(6-18)	15	(11-18)	6.914	0.001
治療期間中のCD4リンパ球の最大差異（平均値）（/μl）（IQR）	203	(170-304)	328	(145-506)	4.570	0.04
回復期間中のCD4リンパ球数（/μl）（IQR）	719	(538-963)	474	(354-811)	7.203	0.009
SARS-CoV-2検査の変動結果	4	(12.1)	15	(33.3)	4.649	0.03
死亡者	0		2	(4.4)	1.505	0.22

＊IQR: 四分位範囲
＊肝障害は、ALT/ASTで評価
＊SARS-CoV-2検査は、鼻腔スワブ検体使用
＊肺回復は、CTで評価
＊治療期間は、入院からPCR検査（鼻腔スワブ検体）陰性が2回までの期間
＊回復期間は、治療期間の終わりから胸部CT結果が標準範囲内に入るまでの期間

出典：JAMA 2020;3(5):e2010182. doi:10.1001/jamanetworkopen.2020.10182

　再陽性に関して、中国湖南省長沙市の湖南師範大学の Jinru Wu らがいくつかの症例を報告した。60 人の退院した患者で、退院後、10 人（16.7%）の患者が RT-PCR 陽性で、そのうち、5 人は、鼻咽頭ぬぐい液が陽性で、6 人は、直腸スワブ検体陽性であった。1 人は、鼻咽頭ぬぐい液と直腸スワブ検体の両方の検体で、陽性であった。この 10 人のうち、2 人は、時々咳があったが、臨床的症状は無かった。1 人の患者は、退院後喀痰と咳が酷くなり、RT-PCR 陽性となった。この患者は、症状の始まりから 56 日間、ウイルスの放出があったことになる。

5.5.1　ハイリスク医療従事者：無症候性抗体陽転
　病院でも透析部門は、感染症の伝播のリスクがとくに高いので、SARS-CoV-2 感染に関しても、懸念がもたれていた。米国インディアナ大学小児科の Hains らが小児科の透析部門で発生した、小児から医療従事者や患者への感染事例を報告した。本研究が開始された 2020 年 3 月 25 日（研究初日）の 1 週間前に、発熱と一般的な症状を伴ったひとりの患者が現れた。鼻腔スワブ検体の RT-PCR 検査は陽性、7 日目、14 日目（4 月 11 日）の検体も、陽性のままであった。この患者は、初日とその後も、隔離された部屋で、透析を受けた。本研究対象の全ての人に対して、血清中の IgG、IgM レベルを、7 日目、14 日目と 21 日目（4 月 1 日から 15 日）、ELISA 法で測定した。確定 ELISA は、マウントサイナイメディカルセンターにて行った。
　本研究の対象者は、13 人の患者、9 人の透析担当看護師、2 人の診療看護師、4 人のスタッフと 10 人の医師である。結果として、初日から 7 日目までの間、2 人の医療従事者は、上気道症状及び発熱があったが、PCR 検査は陰性であった。この 2 人のうちのひとりが、後に、PCR 検査 3 度とも陰性であったが、21 日目に抗体陽転していた。他の本研究参加者に関しては、7 日目より以前は、鼻咽頭ぬぐい液または症状は、陰性であった。21 日目に 25 人の医療従事者のうち、11 人 (44%) と 13 人の患者のうち 3 人（23%）が抗体陽性であった。7 日から 21 日の間、いずれの参加者も、COVID-19 症状はなく、PCR 陽性患者を直接的にケアした医療従事者も、抗体陽転はしなかった。抗体陽転した 2 人の患者をケアした 11 人の医療従事者の 2 人が SARS-CoV-2 に対する抗体を産

特徴	患者	医療従事者
	(n=13)	(n=25)
年齢（歳）：中央値（範囲）	13 (2-16)	40.5 (25-61)
男性	9 (69%)	3 (12%)
3週目のでの状態		
IgM陽性	2 (15%)	7 (28%)
IgG陽性	3 (23%)	4 (16%)
IgM陽性又はIgG陽性	3 (23%)	11 (44%)
COVID-19様症状	1 (8%)	2 (8%)
PCR陽性（症候性）	1 (100%)	0
無症候性IgM陽性	1 (8%)	4 (16%)
PCR陽性（無症候性）	0	1 (25%)

表　透析を受けている患者と医療従事者の抗体陽性率

出典：JAMA. 2020 May 14. doi: 10.1001/jama.2020.8438.
(https://jamanetwork.com/journals/jama/fullarticle/2766215)

生した。しかしながら、その医療従事者は、無症候性のままであったが、そのうちひとりが、鼻咽頭ぬぐい液検体の PCR 検査で陽性であった。

抗体陽性率は、IgG 陽性、IgM 陽性または IgG/IgM の両方陽性者を全体数で除した数値％である。透析を受けている患者も、21 日目で抗体陽性率は、23％となり、医療従事者は、44％と半数弱が抗体陽転している。透析部門で、感染がハイリスクであることが確認された事例となった。但し、本研究では、ひとりの症状のある COVID-19 患者が、感染拡大の源であると思われるが、医療従事者の環境又は集団感染の可能性も否定はできない。

5.5.2　ハイリスク医療従事者：無症候性 PCR 陽性

米国メモリアル・スローン・ケタリングがんセンター（MSK）は、小児がん患者に対して、2020 年 3 月 10 日から 4 月 12 日の間、全部で 335 人の患者に対して、SARS-CoV-2 の RT-PCR 検査を実施した（5521）。178 人の小児患者のうち、20 人（11.2%）が陽性であった。COVID-19 に暴露した患者（スクリーン陽性）または感染の症状がある患者（症候陽性）に対しての検査結果は、29.3％の陽性率であった。暴露がわからない（スクリーン陰性及び症候陰性）の無症候性患者 120 人での陽性率は、わずか、2.5％であった。患者以外に、これらの患者をケアした医療従事者 74 人の RT-PCR 検査を行った。10 人の患者に対してケアをした 13 人（17.6%）の医療従事者が、陽性であった。注目すべきは、無症候で、暴露経験のない（スクリーン陰性で、症候陰性）68 人の医療従事者のうち、10 人 (14.7%) が、PCR 陽性であった。患者とその患者をケアしていた医療従事者の組み合わせで、5 組が、同時に陽性となっ

表　メモリアル・スローン・ケタリングがんセンター（MSK）での結果

項目	数	SARS-CoV-2陽性	
		数	％
2020年3月10日から4月12日			
小児科外来患者数	1,267		
ユニーク患者数	505		
小児科患者スワブ検体数	244	25	10.2%
小児科ユニーク患者	178	20	11.2%
スクリーン陽性か症状陽性のユニーク患者	58	17	29.3%
スクリーン陰性かつ症状陰性のユニーク患者	120	3	2.5%
成人医療従事者スワブ検体数	91	15	16.5%
ユニークな成人医療従事者	74	13	17.6%
スクリーン陽性か症状陽性のユニークな成人医療従事者	6	3	50.0%
スクリーン陰性かつ症状陰性の成人医療従事者	68	10	14.7%
2020年4月12日にMSKINで検査した患者数	2,932	608	20.7%

（注記：ユニーク患者とは、一人一人の患者に識別コード番号を割り当てられている患者）

出典：JAMA. 2020 May 13. doi: 10.1001/jama.2020.2028.
(https://jamanetwork.com/journals/jamaoncology/fullarticle/2766112)

たが、5 人の患者は、COVID-19 の医療従事者と濃厚接触したにもかかわらず、結果は陰性であった。

　無症候性の医療従事者から、14.7%の人が、RT-PCR 陽性になっていて、感染が院内で発生しているのかどうかは不明であるが、その可能性が高いと思われ、院内感染の実態の把握は、PCR 検査を徹底しないと、困難であることを示唆していると思われる。

5.5.3　再感染時の防御的免疫（動物実験及びヒト事例）

　米国 Harvard 大学メディカルスクールの Chandrashekar らは、アカゲザルを用いた実験で、防御的自然免疫に関する検討を行った。

　ウイルス感染から回復した個体は、再感染に対して、安定的な防御免疫となるウイルス特異的抗体応答を典型的に持つようになる。しかしながら、HIV-1 のようなウイルスは、防御的自然免疫を誘導しない。普通かぜのコロナウイルス229E に対するヒトチャレンジ試験では、部分的な自然免疫があることが示唆

されているが、SARS-CoV-2 感染から回復した患者に、再感染時に防御能をもっ
ているかどうかに関するデータは存在していない。

　したがって、SARS-CoV-2 に対する防御的自然免疫が起こるかどうかを調
べるために、アカゲザルを用いた実験を行った。9 匹の大人のアカゲザルに、
SARS-CoV-2 を、経鼻投与と気管内投与で、接種した。ウイルスチャレンジの後、
アカゲザルは、1）RT-PCR で、ウイルスの RNA 量を調べた結果、気管支肺胞
洗浄液（BAL）や鼻孔スワブ検体（NS）で、高レベルのウイルス RNA が検出
され、2）液性及び細胞性免疫応答を有し、そして 3）ウイルス性肺炎の病理学
的証拠も有していた。このようにして作成したアカゲザルを用いて、ウイルスク
リアランスの後に、SARS-CoV-2 を再度チャレンジして、気管支肺胞洗浄液及
び鼻粘膜でのウイルス量の中央値を、最初の感染時の時と比較すると、5log10
単位（10 万倍）減少していた。結論として、SARS-CoV-2 がアカゲザルに感
染すると、体液性及び細胞性免疫を誘導し、再感染に対する防御能を与えた。但
し、ヒトとアカゲザルとの間には、多くの解決すべきパラメーターとともに、重
要な差異があることにも注意しなければならないので、今後のヒトでの検証が必
要である。

　その後、ヒトでの懸念すべきデータが発表された。中国・重慶医科大学の
Quan-Xin Long らから、無症候性 SARS-CoV-2 感染の臨床的及び免疫学的
評価結果が報告された。37 人の無症候性 SARS-CoV-2 感染者で、ウイルス放
出期間の中央値は、19 日で、症候性患者グループと比較してより長かった。急
性期で、ウイルス特異的 IgG レベルは、無症候性感染者では、症候性患者より、
低かった。初期の回復期で、無症候性患者では、IgG レベルは、93.3%（298/30）
低下し、中和抗体レベルは、81.1%（30/37）低下したのに対し、症候性患者
では、IgG レベルは、96.8%（30/31）低下し、中和抗体レベルは、62.2%
（23/37）低下した。初期の回復期で、無症候性感染者の 40％が抗体陰性となり、
症候性患者では、12.9％が IgG 陰性化した。このように、SARS-CoV-2 に感
染した患者が、高い比率で、2,3 ヶ月以内で IgG 及び中和抗体レベルが減少した。
対照的に、SARS-CoV や MERS-CoV の場合は、血中抗体価は、すくなとも
1 年は続いていた。獲得免疫ができるかどうかに関して非常に不安な報告である。

5.6 発表された死亡者統計は正しいのか？

　上記の慶應義塾大学病院や神戸市での COVID-19 患者以外の抗体検査で、かなりの人が、抗体陽性であることがわかった。日本での PCR 検査数の少なさは、当初から、議論されていた懸案事項であった。OECD（経済協力開発機構）の 2020 年 4 月 28 日の発表によると、人口 1,000 人に対し、何人が検査を受けているかの比較で。日本は 1.8 人で下から 2 番目に少ない。イタリアで、29.7 人、米国で、16.4 人、OECD36 ヵ国の平均は 23.1 人なので、日本での検査数の少なさが際立っている。

　RT-PCR 検査をするためには、最初、検体からの RNA 抽出が必要である。国立感染症研究所のプロトコルでの 1 例として、QIAGEN の抽出キット (QIAAmp Viral RNA Mini Kit) が掲載されており、通常は、この抽出キットを用いている。しかしながら、本抽出キットは、米国からの輸入品となっている。したがって、検査においても、日本以外の国に多くを依存しており、サプライ・チェーンの問題のひとつとなっている状況も確かにあると思われる。さらに、感染性の検体を扱うので、訓練された人員不足の問題も指摘されている。例えば、韓国は軍隊を持っているので、日常的に、生物兵器等も含めての危機管理能力の訓練を実戦的に行っていると思われる。これらの日常的な危機管理能力の教育が、多くの PCR 検査ができている背景のひとつとなっているのかもしれない。

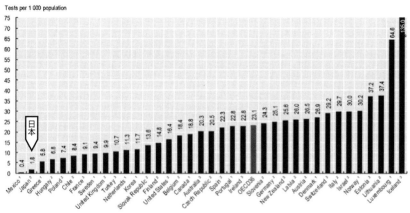

図　1000 人当りの PCR 検査数（OECD 統計資料）
出典：OECD ホームページより (https://read.oecd-ilibrary.org/view/?ref=129_129658-l62d7lr66u&titl=Testing-for-COVID-19-A-way-to-lift-confinement-restrictions)

このような中、2020 年 4 月 27 日付けの英ファイナンシャル・タイムズ（FT）誌から、ショッキングなニュースが飛び込んで来た。FT 社の調査では、14 ヵ国（オーストリア、ベルギー、デンマーク、イングランドとウェールズ、フランス、イタリア、オランダ、ポルトガル、スペイン、スウェーデン、スイス等）の死亡率の解析から、公式的に報告されている死亡率よりも、60%高いことが報告された。2020 年 4 月 27 日の記事によれば、COVID-19 患者の死亡者は、公式的に 77,000 人（14 ヵ国）と報告されているが、実査には 122,000 人と推測される。他の国が、この 14 ヵ国と同程度の死亡率であるとすると、公式発表の 201,000 人が、308,000 人の死亡者数となる。この計算根拠は、2015 年の 3 月 4 月の死亡率と 2019 年の 3 月～4 月の死亡率を比較した結果である。この解析から、ベルギーで、51%、オランダで 42%、フランスで、34%、対前年の同じ時に比べて、増えていた。英ケンブリッジ大学の Spiegelhalter 教授は、英国での死亡者数は、圧倒的に少なく、これは、病院での死亡のみをカウントしているせいであると述べている。また、エクアドルのグアヤオ州では、公式的には 2 月 1 日～4 月 15 日まで、245 人の死亡であるとされているが、FT の解析では、10,200 人の死亡であり、通常の死亡者数に比べて、350%の増加であると分析している。イタリアの北部ロンバルディア州では、13,000 以上の死亡者がいて、歴史的な平均の 155%である。公式的報告である死亡者数 4348 人よりも遙かに高い死亡者数である。イタリアのベルガモを含む州では、464%、ニューヨーク市では、200%、スペインのマドリッドでは、161%と計算された。また、インドネシアの首都ジャカルタでは、埋葬者数のデータから解析すると、公式発表の 90 人に対して、15 倍多い死亡者数となっている。このような課題は、発展途上国のみならず、イングランドとウェールズでも、3 月 29 日の週は、死亡者数は、今世紀で最大となっていて、過去 5 年の平均と比べて、58%高い。

　日本でも、PCR 検査数が少ないがために、自宅や病院で死亡した人が本当に COVID-19 患者でなかったのかどうかは、不明なケースも多々あるものと思われる。

　この図の中で、アイスランドが突出して高い数値なのは、アイスランドが、人口 36 万 4000 人の小国で、国民のスクリーニング検査を実施したからである。

10,797 人の公の招待、2,294 のランダムな招待を行い、全部で 1,221 人の検査を行った。結果は、公の招待者（Public invitation）では、87 人（0.8%）が PCR 検査陽性、ランダムな招待者（random invitation）では、13 人（0.6%）が PCR 検査陽性であった。この検査の検体は、2020 年 3 月 13 日〜4 月 1 日に集められたので、この解析から、アイスランドでは、感染は、抑制されていると結論づけている。アイスランドでの初めての感染事例（北イタリアからの帰国者）は、2020 年 2 月 28 日であった。年間 700 万人が利用する唯一の国際空港があるが、3 月 19 日付けで、アイスランド以外の旅行は、ハイリスクとした。アイスランドの感染防止対策のひとつは、SARS-CoV-2 検査で、ハイリスクの人々の検査と国民のスクリーニング検査の 2 つの戦略を用いた。

5.7　医療崩壊（人工呼吸器、ECMO）

　全世界で感染者が爆発的に増え、それと比例するように、重症患者も増え続け、集中治療室（ICU）や人工呼吸器、さらに ECMO が逼迫する事態に陥った。ロイター社の 2020 年 4 月 23 日の記事によると、米国 Donald Trump 大統領政府は、約 19,000 台の人口呼吸器に対して、29 億ドル（3,132 億円）の費用を費やしている。この費用から 1 台当りの人工呼吸器の価格は、約 165 万円となる。米国は、医療機器メーカー同様に、自動車メーカーである GM 社や Ford 社とも契約を締結して、米国は、今や、人工呼吸器の王様（the king of ventilator）であると豪語しているが、人工呼吸器の必要台数が供給されない事態が深刻化した結果でもある。人工呼吸器の有用性に関して、ロイター社は、中国、イタリア、スペイン、ドイツ及び米国の 30 人の、COVID-19 患者の治療の経験のある医師又は医療専門家と面談した。多くの医師たちは、人工呼吸器の中でも最も侵襲的なタイプである機械的換気（mechanical ventilators）を使用することのリスクを強調した。あまりにも早期に、あるいは、あまりにも頻繁に、または、患者でごった返した病院で、適正な訓練を経ないで使用する非専門家からのリスクである。人工呼吸器の多くの型は、マスクを使用して、酸素を肺に届ける手助けをしている。医師の最大の懸念は、機械的換気を行う時の作業で、例えば、患者の気道へ空気を押し入れるための管の挿入で、いわゆる挿管と呼ばれている行程などである。患者は、彼らの呼吸器系筋肉がこの機械と競合しない

ように停止させるため、強い鎮痛剤を打たれている。低酸素状態の患者は、一般的には、挿管され、人工呼吸器に繋がれ、2～3週間過ごす。そして、ロイター社及び最新の医学的研究によれば、良くても、生存は、フィフティ・フィフティである。この数値は部分的で、今後良くなるかもしれないが、パンデミックの初期段階で挿管された COVID-19 患者は、細菌性肺炎や虚脱した肺のような状態での人工呼吸器使用患者に比べて、死亡率が高かったことが示唆されている。Lancet 誌に 2 月に発表された研究では、中国では、22 人の COVID-19 患者の 86％は、武漢市の ICU での侵襲的換気を受けたが、生還しなかった。この研究では、重度の呼吸困難な患者では、通常の生還率は 50％程度である。最近の英国での研究では、機械的換気に置かれた患者の 3 分の 2 は、いずれにしても死亡に至った。ニューヨークでの研究でも、320 人の機械的換気を受けた患者の 88％が死亡した。他方、Cleveland Clinic Abu Dhabi 病院では、人工呼吸器に進んだ 8 人の患者は、4 月 9 日時点では死亡者はいなかった。このように、臨床的事例は、劇的に変化している。医者の中には、人工呼吸器が、患者の肺を傷つけるだろうと心配している医師もいる。ルイジアナ州の最も大きな病院の医師は、アウトブレイクの初期には、患者が呼吸困難になり始めたので、非常に早く挿管を始めたが、時がたつにつれて、彼らが学んだことは、挿管しないように努力することであるとの考えに変わって行った。マスクや細い鼻腔チューブを用いた他の形式の人工呼吸器を使うようにしていて、より良い結果が得られそうだとも述べている。

　今回のコロナ騒動で、聞き慣れない医療機器の名前も連日新聞に掲載された。COVID-19 患者にとり最後の回復手段である ECMO である。ECMO とは、体外式膜型人工肺（: Extracorporeal membrane oxygenation, ECMO, エクモ）のことで、重症呼吸不全患者または重症心不全患者に対して（時に心肺停止状態の蘇生手段として）行われる生命維持法で、心臓と肺が、生命を維持するのに十分な機能を失った際に、心臓と呼吸の補助をする治療法である。Newsweek 誌（2020 年 4 月 28 日号）では、日本での ECMO の状況を伝えている。その記事によると、日本には、ECMO を専門とする医師は、ECMO を専門とする経験者 30 人の医師を含めて、わずか 60 人しかいないとのことである。集中治療医学会 ECMOnet が把握している日本での台数は、全国で、400 台あるが、この

ECMO の機械の操作は簡単なものではなく、ひとつの機械で、20 例、30 例、40 例と経験しないと使いこなすことが出来ないほど、難しい機械とのことである。そして、医師が 24 時間常駐しなければならない集中治療室で、ECMO を取り扱うことになり、それに関わる医療従事者も、3 ～ 4 人必要な機械でもある。4 月 12 日の学会集計の発表では、日本全国で ECMO が新型コロナウイルス患者に対して使用されたのは 75 人で、ECMO 治療が既に終了したのは 36 人。そのうち死亡した人は 11 人。回復して ECMO を終了した人が 25 人。したがって、ECMO 治療が終了した人に限って言えば、7 割は回復している。残りの 39 例は現在治療中であると記している。

　興味深い見解として、COVID-19 感染の拡大と季節性に関して、気温、湿度及び緯度の観点からの解析結果が、米国メリーランド大学の Sajadi らから報告された。実質的に感染拡大が起こった 8 都市（武漢、東京、大邱、コム（イラン）、ミラノ、パリ、シアトル、及びマドリッド）と感染が拡大しない 42 都市と比較した。8 都市は、北緯 30 ～ 50 度の狭い回廊帯にあり、平均気温（5 ～ 11℃）、低い比湿（3 ～ 6g/kg）、低い絶対湿度（4 ～ 7g/m3）の類似の気象パターンを持っていた。例えば、武漢（北緯 30.8 度）は、3,136 人の死者、80,757 人の患者であったが、モスクワ（北緯 56.0 度）は、死者ゼロで 10 人の患者、そして、ハノイ（北緯 21.2 度）は、死者ゼロ、31 人の患者であった。限定された緯度、気温と湿度の測定値にそっての COVID-19 の実質的な患者発生分布は、季節性呼吸器ウイルスの動向と一致する。この気象モデルを使えば、今後数週間の間に COVID-19 が発生する、高いリスクの地域を推定することができるかもしれない。

5.8　免疫疫学的考察

5.8.1 概観

　この新型コロナウイルスに関する免疫疫学的パラメーターに関する総説が、イランのテヘラン医科大学の Amene Saghazadeh らから発表された。

　1. 今まで、SARS-CoV 感染患者では、自然免疫システムの異常が認められた。とくに、炎症性サイトカインである 1 型インターフェロンの誘導とインター

フェロン刺激遺伝子が SARS-CoV の増殖に影響を与えていた。

2.COVID-19 の初期段階で、ある種の T 細胞サブセットがサイトカインストームを引き起こす。COVID-19 は、感染初期の段階で、種々のサイトカイン量が血漿中で増加する。

3. 結果的に、COVID-19 が免疫システムを下方制御（down-regulate）している。臨床的初期の段階の患者は、呼吸困難が 51%、ARDS（急性呼吸窮迫症候群）が、27% である。

4.COVID-19 は、寒くて低湿度の環境から、やって来る。2019 年 12 月に中国・武漢市で初めて発生したが、この年は、過去 40 年で最も酷い干ばつに見舞われ、そして、初冬であった。SARS-CoV がアウトブレイクした時も、気候的にはほぼ同じく、冬で湿度が非常に低い時であった。

　　興味深い見解として、COVID-19 感染の拡大と季節性に関して、気温、湿度及び緯度の観点からの解析結果が、米国メリーランド大学の Sajadi らから報告された。実質的に感染拡大が起こった 8 都市（武漢、東京、大邱、コム（イラン）、ミラノ、パリ、シアトル、及びマドリッド）と感染が拡大しない 42 都市と比較した。8 都市は、北緯 30-50 度の狭い回廊帯にあり、平均気温（5 〜 11℃）、低い比湿（3 〜 6g/kg）、低い絶対湿度（4 〜 7g/m3）の類似の気象パターンを持っていた。例えば、武漢（北緯 30.8 度）は、3,136 人の死者、80,757 人の患者であったが、モスクワ（北緯 56.0 度）は、死者ゼロで 10 人の患者、そして、ハノイ（北緯 21.2 度）は、死者ゼロ、31 人の患者であった。限定された緯度、気温と湿度の測定値にそっての COVID-19 の実質的な患者発生分布は、季節性呼吸器ウイルスの動向と一致する。この気象モデルを使えば、今後数週間の間に COVID-19 が発生する、高いリスクの地域を推定することができるかもしれない。

5.SARS-CoV-2 の感染は、宿主に関連した因子で規定される。

5.1 高齢者は、COVID-19 で、急変して死亡するリスクが高い。

5.2 男性は、女性よりも SARS CoV 2 の標的になりやすい。

　報告されている患者では、約 3 分の 2 が男性である（73% 対 27%）。致死率に関しても、男性が女性より 1.5 倍高い（2.8% 対 1.7%）。特に、男性の場合、一般的に、1 型インターフェロンと炎症性サイトカインの産生

が、また、循環 T 細胞の数も女性より少ない。従って、ウイルスの防御に
必要と思われるもの全てが、女性に比べて、男性において不足している。こ
れに関連した別の研究者による報告があるので追記する。SARS-CoV-2
の受容体である ACE2 遺伝子は、X 染色体上にあるが、女性の場合は、
COVID-19 に耐性を与えると思われる対立遺伝子があるために、結果的に、
致死率が男性（XX 型）よりも低くなっているのかもしれない。あるいは、
エストロゲンやテストステロンのような性ホルモンが、異なった免疫調節機
能を有していて、免疫応答又は疾患の重症度に影響を与えているのかもしれ
ない。この男女間の差異に関する論文が、オランダのグローニンゲン大学医
学部の Sama らから、発表されている。本論文では、高血圧や糖尿病など
の心疾患を持っている COVID-19 患者において、ACE2 の血漿中の濃度を
測定して、男女間の差異の検討を行った。男性 1,485 人（平均年齢 69 歳）
と女性 537 人（平均年齢 75 歳）の ACE2 の血漿中の濃度を比較したと
ころ、男性の方が、女性よりも、ACE2 濃度は、有意に高かった。精巣では、
ACE2 タンパク質と、興味深いことに、非コードのアイソフォームの発現
が高い。

5.3 ほとんどの COVID-19 関連死亡報告には、併存疾患との関連が言われて
いる。COVID-19 症例の 30％以上に併存疾患が存在している。このよう
な併存疾患には、心血管系疾患、慢性呼吸器疾患、高血圧とがんが含まれる。
長期的に見れば、これらの併存疾患は、免疫系を、自然免疫及び獲得免疫の
両方において、不完全な状態にさせる傾向がある。

6. SARS-CoV-2 の悪性度（Virulence）

コロナウイルス科に属するウイルス種の間には、遺伝的変異の程度に、驚く
べき差異が見られる。組換えやエラーを起こしやすい複製によって、遺伝的
に変異が生じるが、SARS-CoV は、変異を重ね、結果的にヒト等に対し悪
性度が高くなった。他方、MERS-CoV は、2012 年の発見以来、有意な
変化は起こっていない。軽度若しくは中等度の肺疾患に至る CoV-NL63 も、
この ACE2 受容体に結合する。すなわち、同じコロナウイルスで、同じ受
容体に結合したとしても、SARS-CoV や SARS-CoV-2 とは異なる症状を
呈している。

7.COVID-19 の病因

　この病気の病因は、「再生産数が増えれば増えるほど、この病気の重症度は低下する」との観点において、ウイルスの伝播と関連しているように思える。2020 年 3 月 29 日時点での致死率は、4.65%で、再生産数が 1 より大きな SARS-CoV-2 は、1918 年のスペイン風邪のインフルエンザ H1N1 と類似の挙動を示すであろうと思われる。

8.SARS-CoV-2 は、S タンパク質と T 細胞エピトープによって特徴づけられる性質を獲得した

8.1SARS-CoV-2 の受容体結合モチーフは、修飾を受けている。

　SARS-CoV と SARS-CoV-2 は、肺や腸管の上皮に存在する ACE2 受容体に結合してから細胞に侵入する。構造タンパク質スパイク（S）として知られている、SARS-CoV-2 の受容体結合モチーフは、SARS-CoV のモチーフに比べて、保存度は低いので、この新しいモチーフは、修飾を受けたと考えられる。海洋コロナウイルスやコウモリコロナウイルスのスパイク遺伝子と比較した場合、SARS-CoV-2 のスパイク遺伝子は、同義変異及び非同義置換の両方により、異なった部分で変化している。この変化が、「SARS-CoV-2 が新しい構造を獲得して、ヒト細胞への付着を適合させたこと」の部分的な説明となる。

8.2SARS-CoV-2 の T 細胞エピトープは、その他の攻撃的なコロナウイルスのエピトープとは異なる。

　3 つの非常に悪性度の高い株、SARS-CoV-2、MERS-CoV と SARS-CoV は、B 細胞エピトープでは、類似のプロフィールを示しているが、この SARS-CoV-2 は、他とは全く異なる T 細胞エピトープのパターンを示している。特に、抗ウイルス免疫に主に関与している CD8T 細胞エピトープは、SARS-CoV-2 では、MERS-CoV や SARS-CoV での CD4T 細胞エピトープのそれらよりも、もっと高い頻度で、変異している様に見える。

5.8.2 T 細胞と B 細胞

　SARS-CoV-2 感染と肺細胞の破壊が、局所免疫の引き金となり、感染に応答し、サイトカインを放出し、そして適合 T 細胞及び B 細胞免疫応答を主導する

マクロファージや単球を引き寄せる。多くの場合は、この過程で、感染を食い止めることができるが、ある場合には、機能障害を起こした免疫応答が起こり、重度の肺や全身的な病変すら引き起こすことになる。

　局所的な障害に加えて、サイトカイン・ストームは、体全体にわたっての連鎖反応を引き起こす。TNF（腫瘍壊死因子）のようなサイトカインが大量に放出されると、敗血性ショックや多臓器不全を引き起こすこととなる。これらにより、ある患者で見られる様に、結果的に心筋障害や循環障害を引き起こす。60 歳以上の高齢者や併存疾患を持つヒトは、このような機能不全の免疫応答を進展させ易くなり、ウイルスを撃退することに失敗することになる。正確な理由はわからないが、ひとつの理由として、肺の微小環境の老化で、それにより、リンパ系器官への、樹状細胞の成熟や移動に変化を来たし、結果として、正常に機能しない T 細胞の活性化を引き起こしているからかもしれない。対照的に、子供は、ウイルスが高力価で存在しているにも関わらず、重度の疾患には進展しないような傾向がある。18 歳以下の若者のグループでは、50%以上は、軽度であるか、無症候性で、6%以下のものが、重度な疾患へと進展する。

　SARS-CoV-2 に対する T 細胞及び B 細胞応答のどちらも、COVID-19 症状の開始の後、1 週間ぐらいで、血液中に観察される。CD8 陽性細胞は、ウイルス感染細胞を直接攻撃して死滅させることに対して重要であるが、CD4 陽性 T 細胞は、CD8 陽性 T 細胞と B 細胞を方向付けするのに、極めて重要である。CD4 陽性 T 細胞は、免疫細胞の補充を推進させるためのサイトカインを産生する責任も負っている。COVID-19 患者の最初の死体解剖では、肺に、単球や T 細胞のような単核細胞の蓄積が観察されたが、末梢血液中には、高活性の T 細胞のレベルは低かった。リンパ球減少症と患者での末梢 T 細胞の減少の報告から、T 細胞は、血液から感染部位に誘われるようにして移動して、ウイルス感染をコントロールしているのかもしれない。COVID-19 患者では、T 細胞の消耗度の増加及び機能的多様性の減少が、重症度の予測となる。

　COVID-19 患者の B 細胞応答は、発症開始後 1 週間ぐらいから、T 濾胞性ヘルパー細胞応答と同時的に起こる。SARS-CoV 感染患者では、B 細胞応答は、典型的には、核カプシドタンパク質 N に対して、最初に起こる。症状が出始めてから 4 〜 8 日以内に、S タンパク質に対する抗体応答が観察される。S タン

パク質に対するのと同じように、中和抗体応答が、2週目に、進行し始め、そして、ほとんどの患者は、3週目で、中和抗体を産生する。ウイルス量のピークが、SARS-CoV-2 では、SARS-CoV より、早いと仮定すれば、抗体応答もまたより早くなる。ある集団の患者は、SARS-CoV-2 に対して持続性のある抗体を産生しないかもしれないように思える。これらの患者が、単発的な報告にあるような再感染を受けやすいのかどうかは不明である。回復者血清検体を COVID-19 患者に投与して、良好な臨床結果を得ているので、抗体は、SARS-CoV-2 に対して効果的であるように見える。SARS の時も、回復者血清は、有効であった。

5.8.3 T 細胞応答と健常者の既存免疫

　米国 La Jolla（ラホラ）免疫研究所の Alba Grifoni らは、COVID-19 患者（n=20 人）と非感染の健常者（n=20 人）を対象にして、SARS-CoV-2 に対する T 細胞応答の研究結果を査読前の論文で発表した。

　SARS-CoV-2 に対する獲得免疫を理解することは、ワクチン開発、COVID-19 の病理の解釈、パンデミックの管理対策の裏付けに重要である。組織適合性抗原 HLA のクラス I とクラス II の予測されるペプチドを調製して評価したところ、血中の SARS-CoV-2 特異的 CD8 陽性細胞と CD4 陽性細胞が、COVID-19 回復者で、それぞれ、約 70%と 100%検出された。スパイクタンパク質に対する CD4 陽性細胞応答は、多くのワクチン開発の標的であるが、安定的で、抗 SARS-CoV-2 IgG 及び IgA 力価の程度と相関していた。M、S、及び N タンパク質は、全体の CD4 陽性細胞応答の 11 ～ 27%を占めていて、それ以外の CD4 陽性細胞応答は、nsp3, nsp4, ORF3a と ORF8 を標的としていた。CD8 陽性細胞に関しては、スパイクタンパク質と M タンパク質を認識していて、少なくとも 8 つの SARS-CoV-2 の ORF（オープンリーディングフレーム）を標的としていた。重要な知見として、ウイルスに暴露していない個人の約 40 ～ 60%において、SARS-CoV-2 反応性 CD4 陽性細胞が検出されたことである。このことは、普通感冒のコロナウイルスと SARS CoV 2 の間に、交差反応的 T 細胞認識があることを示唆している。CD4 陽性 T 細胞応答に関して、SARS-CoV-2 とは別のコロナウイルスでの研究によると、スパイクタンパク質が CD4 陽性 T 細胞応答の約 3 分の 2 であり、N や M タンパク質は、限定

的な反応性を示している。しかしながら、SARS-CoV-2 の場合は、N や M タンパク質に対しても、COVID-19 患者の末梢血細胞で、100%の反応性が見られた。さらに、nsp3, nsp4, ORF3a, ORF7a, nsp12 と ORF8 に対しても、有意な CD4 陽性 T 細胞応答があった。これらの知見から、SARS-CoV-2 のスパイクタンパク質のみを標的にした候補ワクチンは、自然の COVID-19 疾患で、SARS-CoV-2 特異的 CD4 陽性 T 細胞応答を誘導することはできるであろうが、多くの他の CD4 陽性 T 細胞標的が存在しているので、M タンパク質や N タンパク質のような他の SARS-CoV-2 構造タンパク質抗原も含めれば、軽度から中等度の COVID-19 疾患で観察される自然の SARS-CoV-2 特異的 CD4 陽性 T 細胞応答をより良く模倣できると思われる。

SARS-CoV-2 CD8 陽性 T 細胞に関しては、本研究で明らかになった免疫的にドミナントなパターンは、文献的な他のコロナウイルスのパターンとは異なっている。スパイクタンパク質は、確かに、ヒト SARS-CoV-2 の CD4 陽性 T 細胞応答の標的であったが、それはドミナント（優勢）ではなかった。SARS-CoV-2 の M タンパク質も同様に強力に認識され、さらに、nsp6、ORF3a 及び N の抗原に対しても、有意な反応性が見られ、全体の CD4 陽性 T 細胞応答の約 50%を占めていた。したがって、スパイクタンパク質に対して CD4 陽性 T 細胞を誘導しようとする COVID-19 候補ワクチンは、軽度及び中等度 COVID-19 疾患で観察される SARS-CoV-2 に対する自然の CD8 陽性 T 細胞応答に比べて、比較的狭い範囲の CD8 陽性 T 細胞の誘導となるであろうと思われる。SARS-CoV-2 に対する CD8 陽性 T 細胞応答の観点から言えることは、最適なワクチンは、M、nsp6、ORF3a や N のような MHC クラス I のエピトープを追加することにより得られると思われる。

驚くべきことであるが、CD4 陽性 T 細胞応答が、SARS-CoV-2 に非感染の健常者の 40 ～ 60%で検出されたが、このことは、「全てではないが、ある種の個人において、SARS-CoV-2 に対する交差反応的で、既存の免疫がある程度存在していること」を意味している。

5.8.4 ウイルスの受容体結合ドメイン

中国広東省深圳の国立感染症臨床研究センター、深圳第三人民病院の Bin Ju

らは、8 人の COVID-19 患者の B 細胞（抗体産生細胞）由来の SARS-CoV-2 受容体結合ドメイン（RBD）特異的モノクローナル抗体 206 個を単離して、特性解析を行った。結果として、RBD 結合に対する ACE2 受容体との競合能力と相関性がある、抗 SARS-CoV-2 中和活性を有する抗体を同定することができた。これらの抗 SARS-CoV-2 抗体も、感染者の血漿も、どちらとも、SARS-CoV 及び MERS-CoV との交差反応性はなかった。但し、感染者血漿中に、3 量体のスパイクタンパク質 S と実質的な交差反応性が検出された。これらの抗体の受容体への結合親和性は、1.38 ～ 21.29nM で、これらの値は、急性感染時に検出された抗体と同等のレベルであった。しかしながら、この結合親和性レベルは、慢性 HIV-1 感染抗体よりは、有意に低いレベルである。結論として、SARS-CoV-2 の受容体結合ドメイン（RBD）は、SARS-CoV や MERS-CoV の RBD とは、免疫学的に異なることが明らかとなった。さらに、SARS-CoV-2 感染者血漿が、SARS-CoV や MERS-CoV の 3 量体スパイクタンパク質 S と交差反応性を示し、前者の方が後者よりも高い交差反応性を示した。これらの知見から、RBD 領域以外のスパイクタンパク質 S の部分に対する免疫交差が生じていることも明らかとなった。さらに、3 人の重症患者からの血漿検体の方が、軽度の患者からの血漿検体よりも、抗 SARS-CoV-2 結合活性が比較的より高かったこともわかった。

5.9　BCG 接種と死亡率

　日本での致死率が低い理由のひとつとして、BCG 接種との相関関係も示された。BCG（Bacille Calmette-Guerin：カルメットとゲランの菌）は、結核を予防するワクチンの通称であり、この菌は、本来牛に感染する牛型結核菌を時間をかけて弱毒化したもので、1924 年に日本にも菌がもたらされ、1951 年に BCG ワクチン接種が本格的に開始され、1965 年には日本の菌（Tokyo 172 strain）からつくられた BCG ワクチンが WHO の国際参照品に指定されている。2011 年 3 月発表の BCG 世界地図では、1）現在、BCG の予防接種プログラムが実施されている国、2）以前は、すべての人に BCG 接種を推奨していたが、現在は、推奨されていない国、中止した年は、スペイン 1981 年、ドイツ 1998 年、イギリス、フランス 2005 ～ 2007 年など、3）普遍的な BCG 予

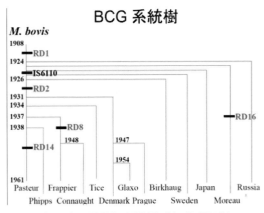

BCG 系統樹

M. bovis

出典：日本ビーシージー製造株式会社 中央研究所 山本三郎 STBJ 総会
特別講演 2011 年 11 月 28 日より
(http://www.stoptb.jp/dcms_media/other/soukai_special_lecture2011.pdf)

防接種プログラムが無い国と分類される。

　BCG 接種がなされている国でも、国毎に BCG 株の違いが見られる。使用されている BCG 株は、RD2 遺伝子（RD: Region of difference）の有無によって前期分与株と後期分与株に分類できることが Brosch らにより報告されている。Tokyo 172-1 株と Russia 株 BCG1 株は、前期分与株に、Denmark 株 Danish1331 株や現在の Pasteur 株（1961 年に凍結乾燥されたもの）は、後期分離株に分類される。

　宮坂昌之招聘教授（大阪大学免疫学フロンティア研究センター）が、COVID-19 死亡率、BCG ワクチンの接種方法、各国で使用されている BCG 株の種類を比べた結果を報告している。

　100 万人当りの死亡者数が少ない国を見てみると、中国、台湾、韓国、日本やイラクは、前期分与株であるロシア株若しくは日本株を用いているが、オーストラリアは、後期分与株の Cannaught 株であった。100 万人当りの死亡者数が多いスペインなどでは、後期分与株であるデンマーク株を用いていた。統計的に信憑性の問題はあるが、2020 年 5 月 26 日時点でのロシアの感染者数は353,427 人（米国、ブラジルに次いで、第 3 番目）で、死亡者数 3,653 人で、死亡率は、0.01%、100 万人人口当りの死亡率は、1.445 億人の人口で計算すると、25.2 人／ 100 万人となる。ロシア政府は、5 月 27 日に、感染後の持病悪化による関連死も含める国際基準で死者数の集計を指示した。この結果、死者数は、従来の 2.8 倍になることがわかった。この数値を用いると、100 万人当りの死者数は 70 人／ 100 万人となり、イランと同程度となる。BCG 接種が現在行われていない国においては、100 万人当りの死亡率は高いことがわかり、BCG 接種の有無、特に前期分離株の BCG 接種と死亡率の間には、相関

表　100万人当りのCOVID-19死者数とBCG接種

Country	Death/$10^{6(a}$	Universal BCG Vaccination program[b	BCG strain used[b
Spain	540	1965-1981	Denmark
Italy	478	-	-
UK	419	1953-2005	Denmark
France	381	1950-2007	Denmark
Sweden	274	1940-1975	Denmark
USA	207	-	-
Germany	82	1961-1998	Pasteur
Iran	75	+	Denmark
Finland	43	1941-2006	Denmark
Turkey	40	+	India
Norway	39	?-2009	Denmark
Korea	5	+	multiple strains?
Australia	4	1950-mid 1980s	Connaught
Japan	4	+	Japan
China	3	+	Russia/Bulgaria
Iraq	2	+	Japan
Taiwan	0.3	+	Japan

[a]obtained from Worldometer (https://www.worldometers.info/coronavirus/)
[b]obtained from Ritz & Curtis (2009) and Zwerling et al (2011)

出典：EMBO Molecular Medicine ホームページより EMBO Mol Med. 2020 Jun 8;12(6):e12661.
doi 10.15252/emmm.202012661. Epub 2020 May 26 (https://doi.org/10.15252/emmm.202012661)

関係が見られた。前期分離株は、RD2領域を保持しており、Calmetteのオリ
ジナルBCGに近似している。BCGのウイルス感染予防効果に関して、オラン
ダRadboud大学のNeteaらのグループは、「BCGワクチンは、獲得免疫に関
連したサイトカイン誘導を通して、ヒトでの実験的ウイルス感染を防御する」と
の論文を出している。Neteaらは、BCGワクチンは、免疫細胞の1つである
単球において広範なゲノムでの準遺伝的再プログラミングを引き起こし、IL-1
β等のサイトカインの分泌を昂進させることによって、弱毒化黄熱病ウイルスワ
クチン株の感染を防御していることを実験的に示した。この準遺伝的再プログラ
ミングは、獲得免疫を示唆する機能的な変化（サイトカイン分泌昂進等）を伴っ
ており、獲得免疫誘導に対するIL-1βの重要性は、遺伝的、準遺伝的そして免
疫学的研究で実証されていることである。
　臨床現場でCOVID-19と戦いつつ、テレビ等のマスコミにも連日連夜出演し

て日本の医療現場を伝えている国立国際医療研究センター　国際感染症センターの忽那賢志医師が、BCG と COVID-19 に関しての相関関係について、ニューヨーク工科大学のオタズらが査読前の論文に発表している内容を踏まえて、説明をしている。「確かに、BCG を定期接種している国（日本、中国、韓国、香港、シンガポールなで）は感染者が少なく、接種をしていない国（イタリア、スペイン、米、フランス、英国）は多いように見え、確かに相関関係はあるようです」と述べている。日本ワクチン学会「新型コロナウイルス感染症（COVID-19）に対する BCG ワクチンの効果に関する見解【2020.4.3 Ver.2】」も紹介しており、「新型コロナウイルスによる感染症に対して BCG ワクチンが有効ではないか」という仮説は、いまだその真偽が科学的に確認されたものではなく、現時点では否定も肯定も、もちろん推奨もされない。」という表明に忽那医師も、基本的にこの見解と同様の立場ですと言っている。

　このような様々な知見の下に、Netea らのグループは BCG ワクチンがコロナウイルスに対して有効かどうかの治験をオランダで始めた。その後、オーストラリア、デンマーク、ドイツ、英国及び米国でも、同様な治験が開始された。ドイツでは、遺伝子組換えワクチン [VPM1002] を用いて、第 III 相臨床試験がなされていて、医療従事者 1,000 人を対象にして、2020 年 4 月下旬から 5 月上旬に接種し始めて、本ワクチンが新型コロナウイルスに対する免疫系を強化するかどうかを検討している。さらに、60 歳以上の高齢者 1,800 人を対象に同様の治験を行う予定としている。オーストラリアでは、医療従事者 2,500 人に対して、2020 年 3 月 27 日に、治験を開始している。そして、スペイン、オランダの医療従事者 10,000 人を対象に、治験を実施する方針であると伝えている。

　これらの治験と相前後するように、BCG のワクチンの効果に関する論文が発表された。イスラエルのテルアビブ大学の Uri Hamiel らは、イスラエルでのBCG 有無の人の SARS-CoV-2 感染状況を解析した。イスラエルでは、1955年から 1982 年までは、国家免疫プログラムの一部として、全ての新生児にBCG ワクチンをルーチン的に行ってきたが、1982 年以降は、結核が広く流行している国から来た移住者のみへのワクチン接種に切り替わった。したがって、本研究では、1979 年から 1981 年生まれの若者（39 歳から 41 歳）と

1983 年から 1985 年に生まれの若者（35 歳から 37 歳）との間で比較検討した。2020 年 3 月 1 日から 4 月 5 日の間で、鼻咽頭ぬぐい液検体を用いて、RT-PCR 検査を実施した。

　72,060 検体を調査して、1979 年〜 1981 年生まれの 3,064 人の患者と1983 年〜 1985 年生まれの 2,869 人の患者での比較を行った。前者が、ワクチン接種群で、後者がワクチン未接種と思われる群（移住者の BCG ワクチン接種に関しては不明の部分もあるので）との間での比較である。得られた結果として、PCR 陽性%は、両群で、統計学的に有意な差はなかった（11.7% と10.4%）。したがって、このイスラエルでの検討では、BCG の免疫が SARS-CoV-2 ウイルスの免疫に有効であるとは言えないと述べている。ちなみに、イスラエルの使用した BCG 株は、1956 年から 1979 年まで、Glaxo 社のワクチンを用いていた。Glaxo 社のワクチンは、前述した BCG 系統樹で、RD-2 が無い後期分与株に相当するので、そのために、効果が認められなかった可能性も考えられる。また、この研究での対象者は、35 〜 41 歳で、重症化しにくい年齢層でもあるので、BCG の効果判定には適切ではなかった可能性もあると思われる。

　英国 Nature 誌の BCG に関するコメント欄にて、オランダ Radbout 大学のNetea らは、BCG ワクチンの有効性に関する事例を纏めている。ギニアビサウでの研究結果は、BCG が、RS ウイルス感染症の発症率を減少させているし、インドネシアでは、BCG は、高齢者において、呼吸器感染に対しての防御効果が認められている。日本では、結核陰性の高齢者で、BCG の肺炎防御が証明されていて、最近の知見では、南アフリカでは、BCG ワクチンが、若者において、呼吸器感染を 70%減少させたことも紹介している。

　最終的には、新興感染症に対する重要なツールとして、ワクチンがない状況下では、獲得免疫を利用することになると思われる。BCG 又は獲得免疫を誘導する他の刺激体が、迅速に検討されて、結果的に、パンデミックの最初に利用されることになるであろう。そして、この 1 〜 2 年の間に、新規なワクチンの開発を行うとの計画の中で進められると思われる。

5.10　ペット・動物への感染
　ハルビン獣医学研究所のウイルス学者 Bu Zhigao らは、5 匹の猫の鼻に

SARS-CoV-2 を感染させた、感染 6 日後に、2 匹の猫を安楽死させて検討した結果、猫の上気道にウイルス RNA を検出した。残りの 3 匹の猫は、未感染の猫の隣のケージに入れ、その後、1 匹にウイルス RNA が検出された。この検出事実は、「未感染の猫が、感染した猫の呼吸により出来た小滴からウイルスを捉えた」ことを示唆していると述べている。

米国農務省（USDA）は、2020 年 4 月 5 日、ニューヨーク市のブロンクス動物園のマレートラが新型コロナウイルスの陽性反応が出たと報告している。それ以外にも、トラとライオンに呼吸器系症状が発症した。飼育係のひとりに無症状感染が確認されているので、この飼育係からの感染の可能性もあることから、USDA は、感染者はペットを含む動物との接触を最小限にするように勧告した。

また、米国 Time 誌の 2020 年 4 月 28 日の記事には、ノースカロライナのペットの犬が、SARS-CoV-2 検査で陽性になったと報告している。米国での最初の陽性ペット犬と思われると伝えている。この犬は、ある調査研究に参加している家族が、所有している。この犬の飼い主である母親、父親と息子のいずれも、COVID-19 検査陽性となった。父親は、病院の緊急室に勤務し、母親は、小児科医であるという。母親によれば、その犬は、非常に奇妙な感じで、咳をしてくしゃみをしていた。朝食を食べたくない日もあり、非常に異常な感じであった。この犬は、2, 3 日、病気の状態であったが、今は元気にしているとのことであった。CDC によれば、動物が COVID-19 をヒトに拡散するリスクは低いと思われるが、その反対に、ある種の環境下では、ヒトから動物に感染させることが出来るように思えると言っている。

香港でも、ヒトから犬への感染事例 2 件が報告された。症例 1 の犬は、17 歳の去勢された雄のポメラニアンで、持病として、グレード II の心雑音、全身性及び肺の高血圧、慢性腎疾患、甲状腺機能低下症と前歴の副腎皮質機能亢進症を持っていた。飼い主は、60 歳の女性で、2020 年 2 月 12 日に COVID-19 症状を呈し、24 日に COVID-19 と診断された。犬は、隔離期間中、臨床的症状に特別の変化はなかった。この症例 1 から、2 月 26 日から 3 月 9 日の間に採取した 5 つの連続的鼻腔検体で、PCR 検査陽性となった。直腸及び便検体では、検査陰性であった。

症例 2 に関しては、健康な 2.5 歳のドイツシェパードであった。飼い主は、

3月10日に症状を発し、3月17日にCOVID-19と診断された。3月18日から30日にかけて、犬から5回採取して、そのうち、最初の2回が、口腔及び鼻腔検体で、PCR検査陽性となった。3月18日の直腸スワブ検体も6アッセイ中4回で、陽性。18日から30日に採取した5回の検体では、PCR検査陰性であった。

　症例1からの血清検体（3月3日検体）及び症例2からの血清検体（3月19日、23日及び30日）で、抗体価の測定を行った。症例1の検体は、1：80の抗体力価で、症例2の検体は、1：10以下（3月19日）、1：40（23日）、1：160（30日）であった。20匹の対照群の犬の血清抗体価は、陰性であった。

　症例1の犬に関して、2月26日と28日の鼻腔スワブ検体からのウイルスRNAの配列を飼い主、二次感染者AとBの3人からの臨床検体で解析した配列と比較した。発端者、二次感染者AとBから、完全長29,764ヌクレオチドのゲノム配列が得られた。犬の2月26日鼻腔スワブ検体と28日の鼻腔スワブ検体からは、27,871ヌクレオチド（94%）と26,025ヌクレオチド（93%）のウイルス配列が得られた。発端者、二次感染者AとBからのウイルス配列は、全長にわたって、同一であった。症例2の犬の3月18日と19日の鼻腔スワブ検体からのウイルスRNAの全長は、ヒトの3人と全く同一であった（29,764ヌクレオチド）。但し、症例2の配列は、症例1と全く異なっていた。

　このように、ヒトから犬にSARS-CoV-2が感染して、RNAレベルでも同一の遺伝子が検出された。

　東京大学は、「新型コロナウイルスは、ネコの間で感染伝播することができる」という研究結果を発表した。新型コロナウイルス感染症（COVID-19）患者から分離されたウイルスの、ネコの呼吸器における増殖能とネコ間での感染伝播能を解析した。新型コロナウイルスは、ネコの呼吸器でよく増え、さらにネコ間で接触感染することを明らかにした。本研究から、新型コロナウイルスは、ネコに感染し、ネコの間で広がる可能性があることが示唆された。

　これらの知見から、ヒト→ネコ→ヒトへ感染が伝播する事態になったら、新型コロナウイルスの感染拡大防止対策は著しく困難になることが予想される。この東京大学の実験では、ネコは感染しても、無症状であったとのことで、もし、ヒトからネコに感染して、その感染した、無症状のネコが周辺を歩き回って、再び

ヒトに感染する可能性も考えなければならないかもしれない。

　動物からヒトへの感染可能性の事例で、オランダ政府は、2020 年 5 月 19 日、新型コロナウイルスがミンクからヒトに感染した可能性があるとの見解を示し、オランダ国内の全ミンク農場で強制検査を実施すると発表した。新型コロナウイルスで感染したミンクは、症状がでない場合もあることも判明した。

　このミンクの事例が、他のペット・家畜を含む動物でも確認されることになった場合、感染防止対策は、極めて厳しいものとなり、ワクチン接種等も含めての集団免疫が最後の砦となる可能性になることも十分に考えられる事態となった。

6. 起源に関して

6.1 自然発生

　2019 年 12 月 12 日に確認された武漢市での急性呼吸器症候群に関連する新型コロナウイルス（SARS-CoV-2）遺伝子は、SARS-CoV との 79.6％の相同性があり、さらに、コウモリ（Bat SARr-CoV RaTG13）のコロナウイルスとの全ゲノム配列比較により、96％の同一性が認められた。その後、Tang らは、SARS-CoV-2 と他の関連コロナウイルスとの分子多様性に関して調べた結果、SARS-CoV-2 とコウモリの SARS 関連コロナウイルス（SARSr-CoV; RaTG13）との間に、ゲノムヌクレオチド配列では、わずか、4％の変化であったが、ゲノムの同義サイト当りの同義置換率は、0.17 であった。すなわち、中立的な位置では、今まで推測されていた以上の 17％もの差異があった。SARS-CoV-2 及びセンザンコウ SARSr-CoVs ウイルスのスパイクタンパク質の受容体結合ドメイン（RBD）の機能的位置での新規な変異が、組換え以外にも、突然変異や自然選択により引き起こされている。SARS-CoV-2 の 103 のゲノムを用いた集団遺伝学的解析により、SARS-CoV-2 は、進化して、2 つの系列（L[Leucine] 系列と S[Serine] 系列）になったことが明らかになった。筆者らが調べた限りでは、L 系列が約 70％で、S 系列が約 30％であった L 系列は、最初、感染力が強い（Aggressive）と報告したが、誤解を招くので、より高い頻度（higher frequency）で検出されると訂正報告した。S 系列は、コウモリから検出されたコロナウイルスに遺伝子レベルが近いので古い系列と思われ、そして、L 系列は、S 系列から発生したと推論した。

　また、SARS-CoV-2 は、人工的（流出も含めて）か自然発生的かに関しての議論もなされたが、Kristian G. Andersen らは、結論として、SARS-CoV-2 は、実験室で構築されたものでも無く、意図的に操作されたウイルスでも無いと述べている。彼らは、α - 及び β -coronavirus を比較することにより、SARS-

CoV-2 の 2 つの顕著な特徴を導き出した。ひとつの特徴として、構造的研究と生化学的実験に基づき、SARS-CoV-2 は、ヒト受容体 ACE2 への結合が最適化されているように思われること、2 つ目の特徴としては、SARS-CoV-2 のスパイクタンパク質への 12 個のヌクレオチド挿入により S1-S2 境界における機能的な塩基性（Furin）切断部位が生じて、さらに、この部位の周囲に 3 つの O- 結合型糖鎖ができることが予測されることである。SARS-CoV-2 は、確かにヒト ACE2 に高親和性で結合するかもしれないが、コンピュータ解析によれば、その相互作用は、理想的では無く、その結合部位である RBD 配列は、SARS-CoV で示されたような、受容体結合に対して最適である配列とは異なっていた。したがって、このように、SARS-CoV-2 のスパイクタンパク質がヒト ACE2 受容体に、高親和性とはいえ、最適ではない親和性で結合することは、ヒト又はヒト様 ACE2 に対する自然選択の結果である可能性が最も高く、意図的な操作の産物ではないことの強力な証拠であると述べている。この予測される O- 結合型糖鎖の機能は現時点では明らかでは無いが、いくつかのウイルスで示されているように、ムチン様ドメインを免疫回避における糖鎖シールドとして使っているかもしれない。SARS-CoV-2 は、SARS-CoV と 79%のゲノム遺伝子相同性を持っている。スパイクタンパク質（S）が、ウイルス粒子の表面に発現されているので、このウイルスに特徴的な形態である"コロナ"模様を呈している。この S タンパク質は、S1 と S2 のサブユニットから構成されていて、S1 サブユニットは、アミノ末端ドメインと受容体結合ドメイン（RBD）から構成されている。SARS-CoV の場合、RBD は、318 アミノ酸残基から510 番のアミノ酸残基までである。この RBD が受容体である ACE2 に結合して、感染の過程が始まる。SARS-CoV と SARS-CoV-2 の RBD のアミノ酸配列は、72%の相同性をもち、タンパク質の三次構造は非常に似ている。コンピュータによるモデリング及び生物物理学的測定により、SARS-CoV-2 の方が、SARS-CoV より、高い親和性で、ACE2 受容体に結合する。さらに、SARS-CoV-2 の S タンパク質は、MERS-CoV や OC43 のように、フーリン様切断部位を有しているが、SARS-CoV では、有していない。従って、SARS-CoVに比べて、SARS-CoV-2 の方が、感染性がより高くなっていると考えられる。

　香港大学及び広西医科大学のグループは、マレーセンザンコウ（体長は約 30

～85cm）を用いて、SARS-CoV-2 に類似のウイルスを発見したと報告した。2017 年から 2018 年に密輸されたマレーセンザンコウの肺、小腸、その混合物、血液等の検体を用いて、NGS 手法にて、RNA を解析した結果、新型コロナウイルスに類似のウイルスが検出された。メタゲノム解析により、センザンコウ関連コロナウイルスは、コロナウイルスに関連する 2 つの亜系列に属し、そのひとつの亜系列が SARS-CoV-2 の受容体結合ドメインに強い類似性を示した。この新規なセンザンコウゲノムは、SARS-CoV-2 の配列と比較して、85.5-92.4％の相同性が認められた。さらに、センザンコウコロナウイルス、コウモリコロナウイルス及びヒト SARS-CoV-2 との間に、仮想的な組換えシグナルがあることもわかった。特に、SARS-CoV-2 は、受容体結合ドメイン（RBD）以外のウイルスゲノムでは、コウモリコロナウイルス RaTG13 と非常に類似してはいたけれども、受容体結合ドメイン（RBD）においては、広東センザンコウコロナウイルスと高い配列相同性（アミノ酸レベルで、97.4％）を示した。このアミノ酸の高い相同性は、組換えよりも、選択的に媒介される収斂進化によるものであると考えることも可能である。センザンコウコロナウイルスの多様な系列の発見及び SARS-CoV-2 との類似性から考えて、センザンコウが、この新型コロナウイルスの出現においての中間宿主と考えることができると報告している。

　David Cyranoski は、英国 Nature 誌に、「殺しやのプロフィール：コロナウイルスをパンデミックまでに強力化する複雑な生物学」と題した記事を掲載している。突然変異は、ウイルスにとって有利に作用する。インフルエンザウイルスは、コロナウイルスよりも、3 倍、変異し、その変異の速度は、ウイルスを急激に進化させて、ワクチンを回避してしまう。しかしながら、コロナウイルスは、ある特殊な技を持ち、その技が、彼らに、死のダイナミズムを与えている。彼らは、彼らの RNA の一部を他のコロナウイルスと交換 (swap) しながら、頻繁に組換えを起こしている。組換えは、しばしば、コウモリで起こるが、そのコウモリは、ヒトに感染することが知られている 62 種のウイルスを運んでいる。あるコウモリは、12 種類ものウイルスを持っている。多くの場合、それらのウイルスは、コウモリに危害を与えずにいるが、どうして、コウモリの免疫系が、これらの侵入者に耐えているのかに関して、いくつかの説がある。ある論文では、ウイルス

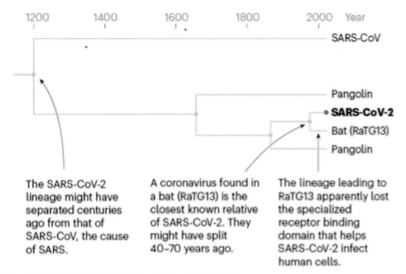

The SARS-CoV-2 lineage might have separated centuries ago from that of SARS-CoV, the cause of SARS.

A coronavirus found in a bat (RaTG13) is the closest known relative of SARS-CoV-2. They might have split 40–70 years ago.

The lineage leading to RaTG13 apparently lost the specialized receptor binding domain that helps SARS-CoV-2 infect human cells.

図　SARS-CoV-2 がどのようにして生まれたのか？

1) 1200 年頃に、SARS-CoV-2 系列が、SARS を引き起こす SARS-CoV から分離したのかもしれない。
2) コウモリで観察されたコロナウイルス（RaTG13）は、SARS-CoV-2 の最も近縁の親戚であり、
　 40-70 年前に分かれたのかもしれない。
3) コウモリの RaTG13 に繋がる系列は、SARS-CoV-2 がヒト細胞に感染する時に手助けする特別の受容体結合ドメインを欠失した。

（出典：Boni, M. F. et al. Preprint at bioRxiv https://doi.org/10.1101/2020.03.30.015008 (2020)）
bioRxiv ホームページより https://doi.org/10.1101/2020.03.30.015008

に感染したコウモリの細胞は、直ぐに、あるシグナルを遊離して、細胞を殺すこと無く、ウイルスを迎え入れるように仕向けているのであると論じている。最初のコロナウイルスが誕生した時期に関する推定は、バラツキがあって、１万年前から３億年前までの開きがある。今や、科学者は、何十ものコロナウイルスを知っているが、そのうち、７種が、ヒトに感染する。普通の風邪を引き起こす４種の中で、２種類（CoV-OC43 と CoV-HKU1）は、齧歯類から、残りの２種類（CoV-229 と CoV-NL63）は、コウモリから来ている。重度の疾患を引き起こす３種（SARS-CoV、MERS-CoV と SARS-CoV-2）は、コウモリから来ている。通常は、中間宿主が存在していて、SARS では、証明はされていないが、ハクビシンとも考えられている。SARS-CoV-2 は、センザンコウ（Pangolin）で観察されるコロナウイルスから、140 年以上も前に、分かれて、そして、過去の 40 〜 70 年の間のどこかで、SARS-CoV-2 の祖先が、コウモリのバージョ

79

ンから分離したと推察している。

　コウモリは、2003 年、日本を恐怖に陥れた致死率の非常に高い SARS（重症急性呼吸器症候群）ウイルスの自然宿主と考えられ、MERS（中東呼吸器症候群）に関しても、自然宿主として考えられている。今回の新型コロナウイルス (SARS-CoV-2) に関しても、自然宿主は、やはり、コウモリと推定されている。コウモリと感染症に関して、感染症学的には、家畜伝染病だけではなく、人獣共通感染症も含め様々な感染症の原因となる病原体を保有していることが報告されている。トランスポゾン (transposon) は細胞内においてゲノム上の位置を転移 (transposition) することのできる塩基配列で、動く遺伝子、転移因子 (transposable element) とも呼ばれる。このトランスポゾンの中で、逆転写酵素を使って転位するタイプのものが、レトロポゾンと呼ばれている。東京工業大学の岡田典弘元教授の発表論文によれば、このレトロポゾンを用いたレトロポゾン法（SINE サイン：レトロポゾンの 1 種である短い散在性の反復配列）を開発して、コウモリに関する系統樹も、明らかにした。レトロポゾンの 1 種である SINE は、一度、ゲノム染色体中に挿入されると、再び出ることはないという性質を利用した手法である。この手法で、コウモリは、馬、犬、猫との近縁性が示された。

　したがって、今回、新型コロナウイルスの自然宿主がコウモリであるとすれば、今後、馬、犬、猫等の家畜やペットへの感染症予防にも注意すべきてあることが強く示唆される。猫が、新型コロナウイルスに感受性が高いことや、ニューヨークの動物園で、トラに新型コロナウイルスの陽性反応が見られたとの報告もある。猫に感染し、ヒトにも感染することから、偶蹄目のウシ・ブタにも感染する可能性がある。そうなると、かなり幅広い動物種に感染することが想定され、ヒトの世界で制御出来たとしても、動物界には、居続けることになり、絶滅させるのは、極めて難しく、頻繁な検査によって、拡大を抑えて行くしかないと考えられる。

6.2　人工物（流出も含めて）

　米紙ワシントン・ポスト紙は、2020 年 4 月 14 日に、「米国国務省の公電でコウモリのコロナウイルスを研究している武漢の研究所の安全問題に関して警告していた」との記事を掲載した。

　本記事では、今回の新型コロナウイルスが世界に強烈な影響を与える２年前に、米国大使館の職員が武漢の武漢ウイルス研究所を何度か訪問して、２回のオフィシャルな警告をワシントン当局に送信していた。その内容は、コウモリのコロナウイルスの危険な研究を実施していた研究所の安全性の不適合に関するものであった。最初の公電では、コウモリのコロナウイルスの研究とそれらの、潜在的可能性のあるヒトへの感染が、新たな SARS 様パンデミックになるリスクがあるとの内容のものであった。また、武漢の研究所では、雲南省の洞窟から採取した馬蹄コウモリが、2003 年の SARS を発生させたものと同じコウモリの集団と非常に似ているとの研究結果も発表していた。今回、世界を席巻している新型コロナウイルスが、人工的であるとの証拠は無いが、科学者は、それが、動物から来たものであることは、大概として、同意されている。この研究所以外にBSL レベル２の実験を行う武漢のCDC 研究所があるが、この研究所に関しても、同様の懸念がある。中国政府の最初の見解、すなわち、ウイルスは、武漢の華南海鮮市場から出現したとの見解は、非常に怪しい。2020 年の１月の Lancet 誌に掲載された中国での最初の新型肺炎患者（12 月１日に判明した患者）が、この海鮮市場との関わりは無く、さらに、最初の大量のクラスター集団の３分の１以上の患者も、海鮮市場に関わりを持たなかったとの事実もある。勿論、その海鮮市場では、コウモリの売買はしていなかった。

　また、2020 年３月 30 日付けの The Washington Times においても、同様の記事を発表していた。その記事によると、中国政府の研究者は、死んだコウモリのコロナウイルスを含めて、2,000 種以上のウイルスを単離して、今回のCOVID-19 パンデミックのエピセンター（発生源）となった華南海鮮市場からわすか３マイル（５ｋｍ）にある研究所で、それらのウイルスの科学的な研究を行っていた。新型コロナウイルスのアウトブレイクが公となったその直後に、中国の政府高官は、米国の研究者へ、そのコロナウイルス株のサンプル検体を分与することを拒絶し、さらに、何週間も、国際的な疾病専門家の武漢への訪問を許可しなかった。米国及び国際的な科学者のあるものは、今回のウイルスは、自然にヒトに乗り移り、そして、ヒトからヒトへの感染拡大が生じたといっているが、他の科学者は、このウイルスは、中国の研究室に存在していて、作業者の感染を通してか、あるいは、感染実験動物を通してか、外部に漏れ出たものである

A

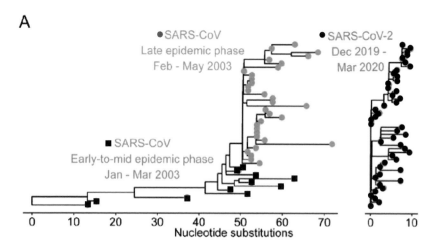

図　SARS-CoV と SARS-CoV-2 の遺伝的多様性の比較
（横軸は、遺伝子のヌクレオチドの置換数、即ち、変異の程度を表している）
出典：bioRoxiv ホームページより（https://doi.org/10.1101/2020.05.01.073262.）

という証拠が増え続けていると述べている。

　起源に関する興味深い科学的な報告が、カナダのブリティッシュコロンビア大学の Zhan らからなされた。Zhan らは、SARS-CoV-2 と SARS-CoV に関して、変異の経時的な変化を比較した結果、SARS-CoV-2 ウイルスの場合は、「最初に感染を引き起こした 2019 年 12 月の段階で、すでに、ヒトに十分に適合していた状態であること」を明らかにした。この事実は、上述した Kristian G. Andersen らの報告内容とも一致している。Zhan らは、発生から約 3 ヵ月間の、信頼性の高いゲノム構造のデータを集積して、解析を行った。SARS-CoV に関しては、流行の初期から中期での 11 ゲノム、流行の後期の 32 ゲノム、SARS-CoV-2 に関しては、12 月初旬の武漢での分離株も含む 46 ゲノム（武漢株と 2020 年 1 月、2 月、及び 3 月の毎月 15 検体ずつ）での比較検討を行った。

　驚くべきことに、SARS-CoV-2 ウイルスは、SARS-CoV と比べて、遺伝的多様性が非常に少なかった反面、SARS-CoV の場合、流行の初期から中期にかけて、かなりの遺伝的多様性があったことがわかる。SARS-CoV- の場合は、約 3 ヵ月間で、約 60 ヌクレオチドの置換が生じているが、SARS-CoV-2 では、高々、10 程度である。SARS-CoV の場合、中間宿主はハクビシンとも言われ

ているが、その中間宿主からヒトに感染し、ヒトに適合する時の選択圧が、選択圧としては、その時が最も高く、流行の後期においては、減少したことが観察されている。すなわち、種やヒトの間での一連の適合過程を見てみると、流行後期のフェーズにおいて優勢であった、高い感染性の SARS-CoV が、その適合変化過程での頂点であった。これと対照的に、SARS-CoV-2 では、"最初の 3 ヵ月間" で、SARS-CoV の流行の "後期" で見られた適合変化に、より似ている遺伝子の多様性が観察された。SARS-CoV-2 分離株においては、相同性が非常に高いので、場所・地域毎の選択圧をモデル化することを不可能にしている。

　SARS-CoV の流行したとき、dN（非同義置換）と dS（同義置換）が、それぞれの遺伝子の選択圧をモデル化するのに利用され、スパイク S、Orf3a、Orf1a 遺伝子が、強い選択圧を受けたことを決定することができた。S タンパク質は、宿主の受容体に結合して、宿主に影響を与え、Orf3a でコードされるアクセサリータンパク質は、S タンパク質のエンドサイトーシスを容易にさせる働きをしている。したがって、Orf3a と S は、進化において同時的な関係性を共有していることが提唱されてきた。

　スパイク（S）、Orf3a 及び Orf1a 遺伝子に対して、SARS-CoV-2 の dN（非同義置換）と dS（同義置換）は、初期から中期の SARS-CoV よりも、後期の流行時の SARS-CoV により似ていた。対照的に、高度に保持された Orf1b（RNA 依存性 RNA ポリメラーゼとヘリカーゼをコードしている）は、SARS-CoV においては、強い選択圧を受けなかったが、3 つのコロナウイルス（初期から中期の SARS、後期の SARS 及び SARS-CoV-2 の 3 つ）グループで、低い d N（非同義置換）を同様に示した。SARS-CoV-2 でスパイクタンパク質 S を標的とした治療薬や抗体が開発されているが、非同義置換を追跡して、耐性の進化を予測することが重要である。SARS-CoV と SARS-CoV-2 で生じた非同義置換を流行の経過とともに解析した結果、SARS-CoV のスパイクタンパク質 S の RBD（受容体結合領域）の中で進化した数多くの適合変異が、ヒト ACE2 受容体への結合を高めて、種間の伝播を容易にさせていることが、実験的に証明されている。対照的に、SARS-CoV-2 の非同義置換の大半は、低い頻度で、遺伝子の全体に渡って、分布していて、適合的な恩恵を与えることは報告されていない。しかしながら、SARS-CoV-2 の S タンパク質は、ヒト ACE2 に、より強力に結合し、

SARS-CoV の S タンパク質よりも、細胞膜融合能力に優れていることが証明されている。SARS-CoV-2 の S タンパク質における注目すべき均質化（notable entropy）の唯一のサイトは、D614G（614 番目のアスパラギン酸からグリシンへの変異）であるが、これは、RBD 領域の外側に位置していて、S タンパク質の構造または機能に影響するとは予測されていない。世界的な COVID-19 のその流行は、パンデミックの初期に生じた置換に起因していて、創始者効果（隔離された個体群が新しく作られるときに、新個体群の個体数が少ない場合、元になった個体群とは異なった遺伝子頻度の個体群ができること）に通じている。この分析を行った時点で、世界で 300 万人以上の人が SARS-CoV-2 に感染しているが、ウイルスの継代を繰り返しても、より悪性度の高い SARS-CoV-2 が現れたとの証拠はない。dN と dS のペアによる比較が、適合変異の出現の証拠不足とともに、示唆していることは、「SARS-CoV-2 が 2019 年の終わり頃に初めて検出された時までに、初期から中期の流行性 SARS-CoV よりも後期の流行性のそれにもっと似ているぐらいに、既にヒトへの伝播により良く適合していたこと」である。考えられるシナリオは、2019 年終わり頃の SARS-CoV-2 のアウトブレイクは、「2003 年の 2 月下旬、中国・香港のメトロポールホテルを訪問したたったひとりのスーパースプレッダーから生じた、後期の流行性の SARS-CoV 症例」と同様な、ボトルネック事例から生じたという考えである。SARS-CoV の流行と比較して考えると、SARS-CoV-2 の流行は、「ウイルスがヒトへの感染を引き起こすための適合変異を蓄積することが予想される初期のフェーズ」を欠失しているように思える。しかしながら、これが、本当に SARS-CoV-2 の起源のストーリーであるならば、ヒト及び動物の間で、より最近ではなく、より適合していない共通の祖先から出現する先駆体或いは分枝が、驚くべきことであるが、存在していないことになる。SARS-CoV の場合は、あまりヒトに適合していない SARS-CoV が、ヒトと動物の両方で、進化の多くの分枝を発生させた。それに対して、SARS-CoV-2 は、2019 年の終わり頃に仲間がいない状態で出現し、ヒトに適合した形態で、ヒトの集団に対して、たった一回の侵入であったことを示唆している。このことは、今後、SARS-CoV-2 の再興のリスク及びその結果の重大性の観点から重要な意味を有していると言える。

　武漢市で1月23日から開始された都市封鎖（ロックダウン）が、4月8日に、76日ぶりに解除された。これと歩調を合わせるように、2020年4月13日、中国政府は、新型コロナウイルスの起源に関する学術研究の公表に対して制限を課した。「新しい冠状肺炎と管理の強化に関する科学的研究の成果に関する論文の発表に関するお知らせ」として、国務院から通知された。中国政府の指令により、新型コロナウイルスの起源に関する研究成果の発表は、中国政府当局の事前検閲、非常に厳しい検閲を経なければ発表できなくなった。中国本土の研究者と共同研究をしていた香港の医療専門家は、2月に、COVID-19に関する臨床研究を国際的な医療ジャーナルに発表する際に、そのような検閲は全くなかったとも言っていた。

　米国のトランプ大統領は、今回の新型コロナウイルスがパンデミックとなり、ニューヨーク市での爆発的感染等で国家的な危機に陥ったしまった現実を踏まえて、このウイルスを Chinese virus と呼び、ポンペオ国務長官は「武漢ウイルスだ」と発言し、中国からの情報提供が不十分だったと不満を示した。WHO のテドロス事務局長が、中国寄りであり、例えば、中国や他の国からの旅行制限に反対し、WHO がパンデミック宣言を行った3月11日は、中国の習近平国家主席が、今回の新型コロナウイルスの最初の発生地である武漢市を訪問した翌日であった。この遅きに失したパンデミック宣言は、WHO のテドロス事務局長が、中国の初動の遅れが明白でありながらその対応を絶賛するなど、習近平国家主席の顔色を見ていたからと非難した。そして、4月15日、トランプ大統領は、世界保健機関 WHO への資金提供（WHO 予算の約16%）を、米国政府が WHO の問題点を調査する間、一時的に停止すると発表した。米国の WHO への拠出額は2019年に4億ドル（約430億円）を超えている。4月22日、米国ポンペオ国務長官は、発生源の可能性もある武漢の研究所等中国国内のウイルス研究施設での管理が適切かどうかを確認する必要があるとして、立ち入りを認めるように中国に働きかけている。トランプ大統領は、5月18日に、WHO のテドロス事務局長に、WHO に改善なければ加盟を考え直すとの書簡を送ったことを、ツイッターに投稿して明らかにした。30日以内に大幅な改善がなければ、一時的に停止している WHO への資金の拠出を恒久的に停止するとともに、加盟の見直しをするとしている。

新型コロナウイルスの発生源や感染拡大が、米国以外にも、英国、ドイツ、オーストラリア等でも甚大な被害を与えており、英国のラーブ外相は、4月16日の記者会見で、「どうしたら感染を早期に食い止められたのか、中国に厳しい質問をしなければならない」と述べ、ドイツのメルケル首相は、4月20日に、「中国がウイルスの発生についてもっと透明性を確保すれば、より良い状況になるだろう」と語り、オーストラリアのモリソン首相は、23日、発生源や感染拡大に関して、記者会見で、「独立した調査が必要で、中国を含む2020年5月のWHO総会で提案する考え」を示している。

　このように、米中間の政治的経済的な駆け引きの中で、SARS-CoV-2の起源に関しては、自然発生か、人工的（流出も含めて）なものかに関して、今後の実証的な検証が待たれる。

7. 検査・診断方法

　新型コロナウイルス感染に対する検査方法は、遺伝子検査、抗原検査と抗体検査に大別できる。新型コロナウイルスは、遺伝子として RNA を持つ一本鎖プラス RNA ウイルスである。RNA ウイルスでも、コロナウイルスの場合は、mRNA と同じ極性を持つプラス鎖 RNA であるが、インフルエンザウイルスの場合は、mRNA と相補的な極性を持つマイナス鎖 RNA である。

　ほとんどの生物の遺伝子は、DNA 核酸から成るが、その DNA 分子は、デオキシリボース（糖）、リン酸、塩基からなるヌクレオチドが多数つながった化学構造をしている。この構成成分のひとつである塩基は、グアニン G、シトシン C、アデニン A 及びチミン T の 4 種類あり、これらの塩基を含むヌクレオチドがリン酸ジエステル結合で結びつき、最終的に長い DNA 遺伝子が形成される。1953 年に、この核酸遺伝子の構造が、Watson と Crick により、DNA2 重らせんであることが発見された。

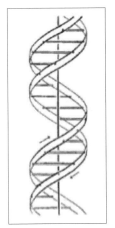

図　DNA の二重らせん構造
出典：Nature 1953 Apr 25. Nature 171, 737-738 (1953).
(https://doi.org/10.1038/171737a0)

　この 2 重らせん構造において、G と T、そして、A と C が、それぞれ水素結合をしている。DNA 遺伝子から RNA 転写酵素により、mRNA が作られ、その mRNA の塩基配列（mRNA の場合は、DNA のチミン T の代わりにウラシル U となる）の連続した 3 つの塩基（トリプレット）の配列（トリプレットコドン）により、そのコドンに対応する、タンパク質の構成成分であるアミノ酸が合成される。

　今回の新型コロナウイルスのように、プラス鎖 RNA ウイルスの場合は、このゲノム RNA から、ウイルスタンパクに翻訳され、他方、インフルエンザウイルスのようなマイナス鎖 RNA ウイルスの場合は、相補的なプラス鎖 RNA を鋳型として、ウイルスタンパクが翻訳され

る。ちなみに、ゲノム（genome）とは、遺伝子（gene）と染色体（chromosome）から合成された言葉で、すべての遺伝情報を包括した言葉である。

　抗体検査で対象となる抗体は、免疫細胞であるB細胞から産生される。人間の体内には、約5Lの血液があり、その血液の成分は、血漿（血液の液体成分）、白血球、赤血球及び血小板である。白血球は、顆粒球、リンパ球及び単球（マクロファージ）から成り、そして、リンパ球はT細胞（ヘルパーT細胞、キラーT細胞、抑制性T細胞）、NK細胞、B細胞から成る。このB細胞が、抗体産生細胞となる。抗体は、ヒトでは、大別してIgM、IgD、IgG、IgA、IgEの5種類がある。ウイルス等異物が体内に入ると、IgM抗体が最初に産生されるが、それは短期間で消失し、IgG抗体やIgA抗体は、IgM抗体より遅れて出現して、長期間産生が継続する。

　国立感染症研究所から、少ない症例（37症例、87検体）ではあるが、迅速簡易検出法（イムノクロマト法）による血中SARS-CoV-2抗体の評価結果が公表されている。

　この結果によると、発症後6日までに、IgG抗体陽性となったものは、1例

表：発症後日数ごとの抗SARS-CoV-2 IgM, IgG抗体陽性率

発症後日数 a	IgM 抗体			IgG 抗体			IgM 抗体 もしくは IgG 抗体 b		
	検体数	陽性数	陽性率 (%)	検体数	陽性数	陽性率 (%)	検体数	陽性数	陽性率 (%)
Day 1 - 6	14	0	0.0	14	1c	7.1	14	1c	7.1
Day 7 - 8	20	2	10.0	20	5	25.0	20	5	25.0
Day 9 -12	21	1	4.8	21	11	52.4	21	11	52.4
Day 13 -	32	19	59.4	32	31	96.9	32	31	96.9

a. 発症日を Day 1 とする。
b. 今回の検討では IgM 抗体陽性検体は全例 IgG 抗体も陽性であった。
c. Day 1 で IgG 抗体陽性となる検体が 1 検体あり、結果の解釈には注意が必要である。

出典：NIID 国立感染症研究所ホームページより
(https://www.niid.go.jp/niid/ja/diseases/ka/corona-virus/2019-ncov/9520-covid19-16.html)

であるが、これは、発症日にIgG抗体陽性であったので、当該患者血清中に存在した既存抗体の非特異的反応等の可能性があるとコメントしている。結論的には、発症6日後までの患者血清ではウイルス特異的抗体の検出は困難で、7〜8日後でも、検出率は、せいぜい25%程度であった。約2週間後に、96.9%の陽性率が観察され、一般的な急性ウイルス感染症の場合、血中の抗体は、発症後1週間程度経過した後に誘導されると言われているので、本結果も、急性ウ

イルス感染における典型的な抗体産生が誘導されていると考えられる。

（免疫：自然免疫、獲得免疫、集団免疫）

　免疫とは、体内に入った異物に対して、自己と非自己の認識をし、自己とは異なる異物を排除する自己防御反応である。免疫系は自然免疫（先天性免疫、非特異的免疫）と獲得免疫（後天性免疫、特異的免疫）とに大別される。これらの免疫に関して、その主役が、T細胞で代表される細胞性免疫なのか、或いは免疫グロブリンで代表される液性因子による液性免疫に分類される（下表）。

　今回、スウェーデンや英国など、集団免疫の理論で、SARS-CoV-2の封じ込

種類	自然免疫 （先天性免疫、非特異的免疫）	獲得免疫 （後天性免疫、特異的免疫）
細胞性免疫	マクロファージ（単球） 好中球 NK（Natural Killer）細胞	Tリンパ球 ・ヘルパーT細胞（Th細胞）（CD4細胞とも言う）： 　マクロファージの活性化、キラーT細胞の活性化、 　さらにB細胞の活性化の機能 ・キラーT細胞（CD8細胞とも言う）：樹状細胞から 　の抗原提示を受け、ウイルス感染細胞やがん細胞を 　排除する機能
液性免疫	補体（CDC補体依存性細胞障害活性に関わる）	免疫グロブリン（IgG、IgMやIgA等の抗体）

めを行おうとした国もあった。両国において、結果的には、全く異なる結果、すなわち、後の章で述べるが、スウェーデンでは、集団免疫が成立する可能性がゼロではないが、他方、英国では、集団免疫の理論は破綻して、ロックダウンなる強硬手段に政策転換を余儀なくされた。この集団免疫とは、ヒト個人毎の免疫ではなく、あるコミュニティーで予防接種したり自然感染したりで、ある一定の割合（人口のおよそ2分の1から4分の3の感染が必要）のヒトが感染し、免疫を獲得した場合に、感染者数の増加を抑制できるとの理論である。

（遺伝子検査：PCR検査とLamp法）

　PCRは、polymerase chain reaction（ポリメラーゼ連鎖反応）の頭文字をとった略号である。このPCRは、DNAポリメラ酵素を利用して、DNAの変成、アニーリング、DNA伸長から成る工程を、それぞれの至適温度下で、それぞれの反応を進める。この一連の工程を何サイクルか回すことで、任意の遺伝子領域やゲノム領域のコピーを指数関数的(連鎖的)に増幅することができて、少量のDNAサンプルから数百万倍まで簡単に増幅することができる手法であ

る。ちなみに、この PCR 法は 1983 年にキャリー・マリス (Kary Mullis) によって発明され、1993 年にノーベル化学賞及び日本国際賞を受賞している。PCR 法は、感染性病原体の特定や感染症診断に不可欠の分子生物学的手法のひとつとなったが、奇しくも、キャリー・マリスは、この新型コロナウイルスが中国・武漢市で初めて発生した 2019 年 12 月より少し前、この騒動に巻き込まれることなく、2019 年 8 月 19 日にその生を静かに閉じた。

　PCR が DNA を増幅させる技術であるが、RT-PCR（reverse transcription PCR）は、今回の新型コロナウイルスのような RNA に対して PCR を実施する手法であり、逆転写 PCR や RNA-PCR などと呼ばれることもある。RT-PCR は、まず RNA から逆転写酵素 reverse transcriptase によって cDNA を合成し（c 相補的 complementary）、あとは cDNA に対して通常の PCR 法を行う。そのため、逆転写酵素の過程以外は検査方法の原理は PCR と同一である。

　PCR 法では、遺伝子の変成、アニーリング及び伸長反応において、それぞれの工程の至適温度が異なるため、加熱による温度変化が必要であったが、栄研化学が開発した LAMP 法（ランプ法：Loop-Mediated Isothermal Amplification）は、その名の通り、同一温度（isothermal）の反応条件で、標的遺伝子を増幅することができる。簡単に説明すると、標的遺伝子の配列から 6 つの領域を選んで組み合わせた 4 種類のプライマーを用いて、鎖置換反応を利用して増幅させる。プライマーの設計によって、最初の増幅産物のプライマー結合部位にループ構造を生じるようにする。ループ部分は一本鎖なので、次のプライマーが結合できる。鎖置換活性の高い特殊な DNA 合成酵素は、進行方向にある二本鎖 DNA を解離しながら、自らの伸長反応を進めていく。最終的には、もとの標的配列の約整数倍の長さの増幅産物が 1 時間ほどの 65℃の反応で蓄積する。したがって反応産物を電気泳動するとラダー状である。PCR 法と比較して、一本鎖から二本鎖への変性反応が必要なく、60 〜 65℃の定温で反応が進行するという特徴があり、サーマルサイクラーのような機器を必要としない。また、増幅速度が速く、特異性も高い（標的以外のものが増えにくい）ことから、反応液の白濁を見るだけでテンプレート（標的）が増えたかどうかを確認できる。

　Lamp 法の精度に関して、栄研化学の LAMP 法キットを埼玉医科大学病院が検討した結果を日本感染症学会のホームページで公開している。

Table. 1 RT-qPCR と LAMP 法による検出結果

		LAMP 法		
		Positive	Negative	Total
RT-qPCR	Positive	30	0	30
	Negative	2	44	46
	Total	32	44	76

出典：SARS-CoV-2 診断における LAMP 法の有用性 2020 年 4 月 13 日公開より
(http://www.kansensho.or.jp/uploads/files/topics/2019ncov/covid19_casereport_200414_1.pdf

2020 年 2 月 から 3 月にかけて、院内検査の依頼があった COVID-19 の疑いのある患者より採取した 鼻咽頭スワブサンプル 76 検体を用いて、従来の RT-qPCR 法と、栄研化学から販売された「Loopamp 2019-nCoV2019-nCoV 検出試薬キット」とを比較して、その有用性の検討を行った。その結果、Loopamp 2019-nCoV2019-nCoV 検出試薬キットの検出限界は、1.0 x 10 コピー／μl 反応であった。従来法と Lamp 法の一致率は、97.4％（74／76）であった。不一致の 2 例は、SARS-CoV-2 陽性患者の入院管理時の RT-qPCR 検査で陰性化した症例であった。診断感度は、100％、診断特異度は、95.7％であった。

（抗原検査）

抗原検査は、SARS-CoV-2 のウイルス抗原を、直接、検査する方法なので、PCR 検査同様に、ウイルスが感染した時点から、原理的には、測定できることになる。但し、検査キットの感度の問題もあり、ある程度のウイルスの抗原量が無いと、検出限界以下となり、測定できないことになる。他方、抗体検査の場合は、ウイルス感染後に生体の防御反応で、抗体産生が認められるのは、1 週間程度かかるために、感染後 1 週間程度の検体で無いと検出できないので、感染状態をなるべく早く検査するには、PCR での遺伝子検査や抗原検査が必要となる。PCR と抗原検査の優劣に関しては、感度、特異性などの診断感度を比較しなければならないが、ベッドサイドでの診断（POCT）においては、簡便に測定できる抗原測定キットが有用と思われる。

（抗体検査：IgM、IgG 抗体検査）

ウイルス抗体の検査法には、補体結合反応、赤血球凝集抑制反応、中和反応、蛍光抗体法、酵素免疫測定法（EIA、ELISA）や化学発光免疫測定法（CLIA）などの方法がある。

（遺伝子、抗原及び抗体各種検査の比較）

抗原検査は、理論的には、PCR 検査と同じ時期に検出できるが、PCR のよ

うな感度があるかどうかは、比較検討しなければならない。

　感染後、抗体が出現する時期に関して、国立国際医療研究センター・国際感染症センターの忽那賢志氏が纏めた報告が理解しやすい。下図に示したように、発症から8日目まではウイルス培養が陽性になる検体はあるが、9日以降は陽性になる検体はない。したがって、本研究からは、生きた感染性のウイルスが8日目まではいたが、9日目以降はいなかったことを示している。患者の抗体陽性転化率を見ると、発症後5日目で、約50％程度抗体産生が起こっていることがわかる。9日目では、100％の検体で、抗体が検出できている。このように、抗体検査は、発症後5日間程度の期間経過しないと検出できないことになり、

図　発症からの日数とウイルス培養陽性／陰性の推移

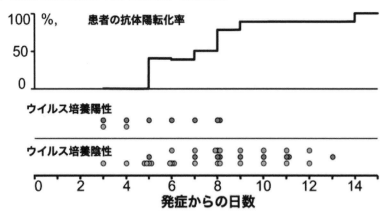

これらの3種類の検査方法を纏めると、下表のようになる。

	遺伝子検査	抗原検査	抗体検査
特徴	1) 感染したウイルスそのものの遺伝子の測定 2) ウイルス感染直後の感染の判定が可能	1) 感染したウイルスそのもののタンパク質の測定 2) ウイルス感染直後の感染の判定が可能	1) ウイルス感染後に、産生される抗体の測定 2) 感染後1週間程度経過しないと検査不可
時間	4−6時間	15-30分	
簡便さ	専門的な検査員と測定機器が必要	簡単・簡便	
検体	検体採取及び調製が複雑	検体採取及び調製は容易	
精度	高い	PCRより、悪い	擬陽性や擬陰性等の課題

出典：Nature 2020 Apr 01（https://doi.org/10.1038/s41586-020-2196-x）

92

感染時からは、1週間から10日程度、経過していることになる。

　抗原検査は、PCR検査よりも感度が劣るとされているが、検査時間が30分程度でできるメリットがある。PCR検査の代替に関して、厚生労働省が、2020年6月16日に、発症から9日目頃までは抗原検査とPCR検査結果が同様の結果がでたとの知見を踏まえて、この期間に、抗原検査で陰性になった場合は、確定診断のためのPCR検査不要との通知を発出した。さらに、厚生労働省は、6月19日、抗原検査に関して、唾液で行うことを認め、抗原検査試薬を承認した。

　2020年5月25日に、一般社団法人日本臨床微生物学会、一般社団法人日本感染症学会及び一般社団法人日本環境感染学会は、「新型コロナウイルス感染症に対する検査の考え方—遺伝子診断，抗体・抗原検査の特徴と使い分け—」を発表した。検査法の位置づけと使用例で、（1）外来患者を対象とした検査、（2）院内感染が疑われた場合のスクリーニング検査、（3）サーベイランスを目的と

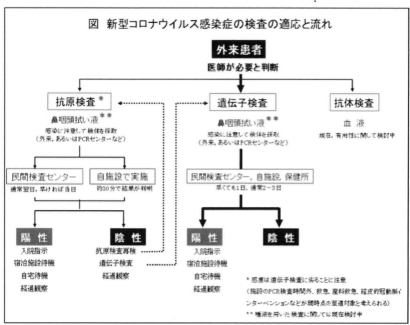

図　新型コロナウイルス感染症の検査の適応と流れ

出典：一般社団法人日本臨床微生物学会　一般社団法人日本感染症学会　一般社団法人日本環境感染学会
新型コロナウイルス感染症に対する検査の考え方 2020年5月25日より
(http://www.kansensho.or.jp/uploads/files/topics/2019ncov/covid19_kensaguide_0526.pdf)

した場合の検査に関して説明している。

　外来患者を対象とした患者の検査の流れは前図のようになっている。

7.1　検査・診断方法

7.1.1　遺伝子検査方法

7.1.1.1 PCR 検査の実際

　国立感染症研究所は、検体採取及び輸送に関して、マニュアルを随時最新化して、「2019-nCoV（新型コロナウイルス）感染を疑う患者の検体採取・輸送マニュアル〜 2020/04/16 更新版〜」として、発表している。この中で、PCR 検査検体として、下気道由来検体（喀痰若しくは気管吸入液）及び鼻咽喉ぬぐい液を指定していた。

　また、検体からの RNA 抽出法及び PCR 法の手順に関しても、マニュアルを随時改訂しながら、提示している（病原体検出マニュアル 2019-nCoV Ver.2.9.1 令和 2 年 3 月 19 日版）。感染研 Protocol において、RNA 抽出に関しては、QIAamp Viral RNA mini Kit を例に、方法を記載しており、それらの抽出した RNA を用いて、2-step RT-PCR 法による 2019-nCoV の定性的検出法及び TaqMan プローブを用いたリアルタイム one-step RT-PCR 法による 2019-nCoV の検出手法を示している。したがって、現行の PCR 測定は、RNA 抽出からデータ取得まで、4 〜 6 時間もの長い時間を要し、測定できる検体数に限界があったので、この測定時間を短縮化・簡便化する方法が種々開発された。

7.1.1.2 PCR 検査時間の短縮化検討例

　時間短縮化・簡略化手法の開発に関して、一例として、筆者らの用いた戦略（つくば遺伝子研究所 http://www.tsukuba-genetech.com/ 及び株式会社道元 http://www.dohgen.com/）を以下に示す。
SARS-CoV-2 の遺伝子情報は、NCBI の Genbank に登録されているが、SARS-CoV-2 の検出に用いる PCR 用 Primer の作成は、以下のような手順でなされる。

1)48 種（2020 年 2 月 26 日時点）のウイルス分離株の完全ゲノム配列の Genbank からのダウンロード（2020 年 4 月 27 日時点での登録数は 224 例であるが、その中での最新の登録データ 20 件と、Primer の照合を行った結果、いずれのデータにも、含まれていることが確認され、ORF1a 領域の部分は、確実に検出できることは確認した）

2)SARS-CoV-2 の保存配列の検索

3)150bp までの PCR 産物を生じる Primer セットのデザイン

4) ウイルス RNA から cDNA への逆転写で用いられる Primer（Reverse primer）に、TAG 配列を結合

5)SARS-CoV-2 検出の最初の行程：献体からの RNA 抽出

6) 抽出されたウイルス RNA を Reverse primer と逆転写酵素を用いて cDNA へ転換

7) このようにして得られた cDNA を Forward primer と Tag-primer を用いてリアルタイム PCR 測定

8)cDNA の量は、検体中のウイルス RNA の量を直接的に反映

9) 概要を下図に示した（模式図及び検出された 110bp 遺伝子）

感染研 Protocol における 2-step RT-PCR の場合、下表のように、反応時間だけで、2 時間 40 分となる。筆者らの場合は、33 分である。

また、PCR の場合、筆者らの増幅サイズは、110Bp であるため、たとえ、

操作	感染研Protocol			筆者ら	
	2-step			1-step	
	温度	1st PCR	2nd PCR	温度	PCR
Denature	94℃	1.0	1	95℃	1
サイクル数	（以下、40サイクル）			（以下、40サイクル）	
Denature	94℃	0.5	0.5	95℃	0.5
Annealing	56℃	0.5	0.5	66℃	0.33
Extension	68℃	1.0	1		
所要時間	/Cycle	2.0	2.0	/Cycle	0.83
総所要時間	/40cycles	80	80	/40cycles	33
PCR反応時間	160分			33分	

検体中の RNA が壊れていて、200Bp 以下であった場合でも検出可能である。リアルタイム PCR 測定の場合、増幅サイズは 100Bp 程度のものが推奨されて

感染研Protocol			筆者ら		
2-Step	Primerサイズ	PCR増幅サイズ	1-Step	Primerサイズ	PCR増幅サイズ
ORF1aセット	19〜23mer	261Bp	ORF1領域	26〜27mer	110Bp
Sセット	19〜25mer	294Bp			

2019-nCoV nested PCR 参考泳動図

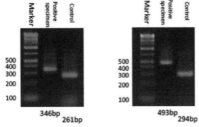

国立感染症研究所のプロトコルから抜粋
(出典：感染症研究所・病原体検出マニュアル 2019-nCoV Ver.2.9.1 令和 2 年 3 月 19 日)
(https://www.niid.go.jp/niid/images/lab-manual/2019-nCoV20200319.pdf)

Schematic presentation of Covid-19 detection

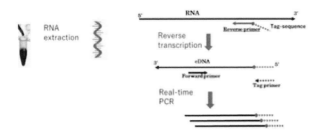

Tag sequence/primer is designed not to hybridize any of sequences registered in Genbank and not to form secondary structure.

(出典：つくば遺伝子研究所)

いる。Primer サイズを大きくすることにより、Annealing 温度を高くすることが可能となり、非特異的な結合も抑制することができるメリットがある。

　この COVID-19 の検出システムでは、データ解析も含めて、RT による cDNA 作成後 1 時間程度で PCR が終了する。

7.1.1.3　現行 PCR 検査の課題・問題点

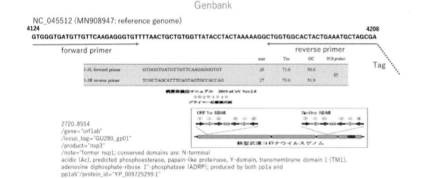

出典：感染症研究所・病原体検出マニュアル 2019-nCoV Ver.2.9.1 令和 2 年 3 月 19 日
https://www.niid.go.jp/niid/images/lab-manual/2019-nCoV20200319.pdf)

PCR 条件の最適化により、Covid19の検出感度の向上

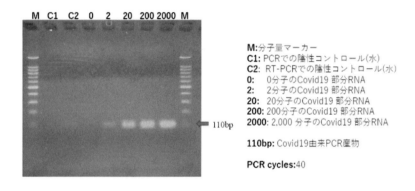

M:分子量マーカー
C1: PCRでの陰性コントロール(水)
C2: RT-PCRでの陰性コントロール(水)
0:　0分子のCovid19 部分RNA
2:　2分子のCovid19 部分RNA
20:　20分子のCovid19 部分RNA
200:　200分子のCovid19 部分RNA
2000: 2,000 分子のCovid19 部分RNA

110bp: Covid19由来PCR産物

PCR cycles:40

結論: 改良した本システムはサンプル当たり2個(分子)のウイルスRNAを検
出することができる。感染早期に確定診断が可能で、早い段階での治療、隔
離が可能となる可能性がある。
(出典：つくば遺伝子研究所)

（1）交差汚染：PCR 検査は、高感度な検出方法であるため、交差汚染には十
分配慮する必要がある。2020 年 4 月 11 日、愛知県は、愛知県の衛生研究所
で実施した PCR 検査で 28 人中 28 人が陽性であると報告したが、県内の保

健所の 1 施設から、依頼検体すべてが陽性であるのはおかしいとの指摘で、再検査を行った結果、24 人は PCR 検査陰性であることが判明した。この間違った検査結果の通知で、実際には陰性の 6 人が医療機関に入院し、感染者と同じ部屋で約 2 時間過ごしてしまった。この誤判定の原因は、遺伝子を抽出する際、陽性の人の検体が飛散して、他の検体をすべて汚染した可能性があるとのことであった。因みに、検査体制が逼迫してきて、この検査当日から、従来の 2 人体制から 1 人体制にシフトしたとのことで、ヒューマン・エラーそのものであったと推察される。

　(2) PCR 感度：2020 年 4 月 29 日の NHK ニュースでは、「陰性」判定の翌日に死亡との記事が出された。東京小平市の 85 歳の男性が新型コロナウイルスの検査で「陰性」と判定された翌日、体調が急変して死亡。その後の再検査で「陽性」となったとのニュースであった。この男性は、高熱が 5 日ほど続いたため、PCR 検査を受けたが、4 月 10 日に陰性と判定。ところが、その翌日に男性の顔が青ざめたため、病院に搬送されたが、死亡。発熱から、数日経過してからの PCR 検査であったため、ウインドウ期では無いと考えられる。例えば、日本赤十字社のホームページ上に掲載されている HBV（B 型肝炎ウイルス）、HCV（C 型肝炎ウイルス）、HIV（ヒト免疫不全ウイルス）の核酸増幅検査（NAT：PCR もその 1 つの手法）でのウインドウ期の平均値が、下表のように示されている。

　この新型コロナウイルスに対する抗体は、1 週間程度で検出されている事実を加味すると、このウイルスの PCR 検査でのウインドウ期は、感度にもよるが、5 日よりは長くないと考えられる。このような知見から、今回の PCR 陰性との検査結果は、用いた PCR 検査キットの感度が低すぎたのか、或いは検体

表　個別核酸増幅検査でのウインドウ期

HBV	HCV	HIV
21 日	3-5 日	5 日

出典：日本赤十字社　http://www.jrc.or.jp/donation/information/detail_05/

の採取法に問題があったのか、原因は不明であるが、もし感度が低くて検出できなかったとしたら、本検査キットの信頼性は大きく揺らぐことになる。

　(3) 輸送上の問題点：2020 年 5 月 1 日、横浜市保土ケ谷区の保健科学研究所は、4 月 28 日の依頼検体の一部である 38 検体に関して、陰性検体を陽性と判定していたミスを発表した。横浜市は、研究所からの報告で立ち入り検査を実施して、ミスの原因は、試薬の調製から検体の混合までをひとりの担当者が手

袋を換えずに行ったため、汚染が起こった可能性があると指摘したが、保健科学研究所は、原因として、「検体採取容器及び梱包機材が汚染させた可能性が高い」として、市の見解を否定するコメントを発している。このように、PCR検査は、感度が非常に高い検査方法であるため、人為的な交差汚染を避けるべく、医薬品のGDP（Good distribution practice）のような管理も参考にしながら、一連の作業全体のリスク管理を徹底する必要がある。

（4）RT-PCRの感度及びウインドウ期

　Johns Hopkins大学のKucirkaらは、RT-PCRの偽陰性に関する論文を発表した。2020年4月15日時点で、公開されている論文から、7つの研究論文を選び、それらの論文の中で、1,330の呼吸器系検体のRT-PCR結果に関して、検討を加えた。解析に用いた検体は、鼻または喉のスワブ検体である。前提として、1）家庭内での接触者の大規模な伝播研究などのデータから、症状が始まる5日前に、感染暴露したと仮定、2）RT-PCRの感度は、米国CDCや欧州での研究に基づき、100%と仮定（但し、本研究では、米国以外のデータも

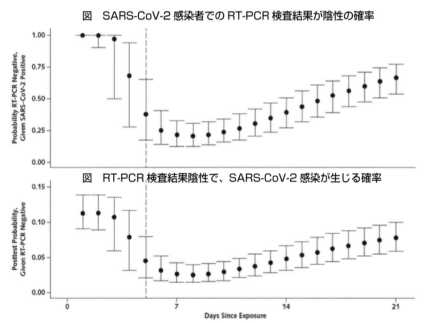

図　SARS-CoV-2感染者でのRT-PCR検査結果が陰性の確率

図　RT-PCR検査結果陰性で、SARS-CoV-2感染が生じる確率

出典：Annals of Internal Medicineホームページより（https://www.acpjournals.org/doi/10.7326/M20-1495）

含まれているので、100％でない可能性もある）とした。その結果、RT-PCR
の偽陰性の確率は、前図のようになった。

　5日目に症状が現れるが、発症4日前（図では1日目）で、偽陰性確率は
100％、4日目で67％（信頼区間 CI：27％から94％）、発症日（図では5日目）
で、38％（CI：18％から65％）であった。その後、発症後3日目（図では、
8日目）で、20％（CI：12％から30％）となり、その後、9日目に21％、そ
して、21日目で66％となった。

　RT-PCR検査結果陰性で、SARS-CoV-2感染が生じる確率が前図の下である。
3日目の陰性結果が、相対的確率の推定をわずか3％減少させるだけであること
がわかる（家庭内接触者の大規模研究で見られる11.2％が10.9％（図中）に
低下）。より重要な情報として、症状が始まる日（5日目）で、推定された感染
確率が60％減少していることである。

　（5）PCRプライマーの妥当性の評価

　GISAIDデータベースに登録されているSARS-CoV-2のゲノム配列（2020
年3月25日時点）1,825例に関して、武漢海鮮市場で肺炎を起こした患者
由来の分離株 Wuhan-Hu-1株との比較を行った。SARS-CoV-2検出用RT-
qPCRに用いるために種々のセンターで開発され、WHOによって共有されてい
る33個のオリゴヌクレオチド配列が結合する部位に着目して、検討した結果、
プライマーの結合部位の79％（26/33）が、少なくともひとつのゲノムで変
異していた。中国CDCが設計した、核カプシドタンパク質に結合する前方プラ
イマーが認識する配列の開始部分におけるGGGからAACへの変異は、14％
（258／1825）で見つかった。今までに設計されたプライマーの少なくとも
ひとつは、世界に拡散しているウイルスの変種の14％まで検出することができ
ないように思えるので、評価に用いるプライマーの配列の最適化を継続的に行う
必要がある。

7.1.1.4　遺伝子検査キットの評価結果

　厚生労働省健康局結核感染症課と国立感染症研究所は、2020年4月21日
版として、「臨床検体を用いた評価結果が取得された2019-nCoV遺伝子検査
方法について」と題して、市販の検査キットの評価結果が公表された。

7.1.2　免疫学的手法を用いた検査方法

遺伝子検査方法以外にも、免疫学的手法を用いた方法も開発されている。

7.1.2.1　抗原検査

1) 富士レビオ社：新型コロナウイルスの抗原を検出する簡易検査キットを、2020年4月27日に、体外診断用医薬品として、厚生労働省に承認申請したと発表した。検査結果は、10分から15分程度で得られ、診療所や保健所などで感染者の検査に用いられる。鼻の奥などで採取した検体をキットに入れると、ウイルス特有のタンパク質とキットの試薬が反応して、15分程度で陽性反応がでる。製造販売取得が、5月13日になされて、製品名「エスプライン®SARS-CoV-2」として、同日に販売を開始した。

2) 横浜市立大学：新型コロナウイルス（SARS-CoV-2）抗原を特異的に検出できるモノクローナル抗体の開発に成功し、本抗体は、近縁のSARSコロナウイルス、MERSコロナウイルスや風邪の原因となるコロナウイルスとは交差反応を示さず、SARS-CoV-2特異的に反応する。横浜市立大学は日本医療研究開発機構（AMED）の支援を受けて、本抗体を用いたイムノクロマトキットの開発を目指す（2020年4月28日）。

7.1.2.2　抗体検査

1) クラボウは、イムノクロマト法で、SARS-CoV-2抗体検査を行う試薬キットを2020年3月16日に発売開始した。感染の初期段階（7日間以内）で生成される抗体IgM検査用と感染後血液中に最も多く生成されるIgG抗体検査用の試薬キットで、約15分で検出でき、目視で結果判定が可能である。

2) 塩野義製薬は、新型コロナウイルスIgG/IgM抗体検査キット製品導入に向けて、マイクロブラッドサイエンス社（MBS社）と業務提携に向けて協議を始めた。2020年4月14日のプレスリリースでは、本検査キットの国内での実用化に向けて性能試験に参画し、薬事承認に必要な臨床データの収集を進めていて、さらなるエビデンス構築を目的に、臨床研究を早期に開始する予定と発表した。

3) デンカ生研株式会社は、国立感染症研究所と新型コロナウイルス感染症

(COVID-19) の診断法開発に関する共同研究契約を締結し、イムノクロマト法による簡易検査キットの開発を進行中（2020.4.24）。

4）シミックヘルスケア・インスティテュート社は 2020 年 4 月 24 日の発表で、COVID - 19 研究用抗体検査キット「新型コロナウイルス (SARS-CoV-2 IgG/IgM Antibody Test」販売開始の発表をした。このキットに関して、製造元である ALFA SCIENTIFIC DESIGNS 社（米国）がこれまで様々な製品開発で培った独自技術である「DRIVEN − FLOW® TECHNOLOGY」（流体速度を速める技術）を活用することにより、高い精度かつ短時間で検査結果を得ることが可能になったと発表している。なお、本キットは、体外診断用医薬品では無い。

5）株式会社スリー・ディー・マトリックス社は、2020 年 4 月 27 日に「新型コロナウイルス（COVID-19）抗体検査キット開発決定のお知らせ」を発表した。イムノクロマト法による抗体検査キットであり、中国浙江省に本社（R&D の拠点は、米国シリコンバレー）がある Prometheus Bio 社と協力して、日本での検査キット開発を行うことを決定したとの内容である。本キットは、欧米向けには既に供給は開始されており、2020 年 3 月 18 日付けで CE マーキング（欧州連合 (EU) 地域に販売される指定製品に貼付を義務付けられる安全マーク）を取得しているキットである。

　などの抗体検査キットが開発・市販され始めている。

7.2　検査検体：喀痰、糞便

COVID-19 患者では、腹部痛や下痢のような消化管症状が見られ、時折、呼吸器病状よりも先に起こることもある。COVID-19 患者の中に咽頭ぬぐい液による RT-PCR 検査で SARS-CoV-2 陰性となった後に、喀痰や糞便検体で、陽性となる例が、中国・首都医科大学付属医院の Cheng Guo らから報告された。糞便中の SARS-CoV-2 のウイルス RNA の PCR 陽性が 1 ヵ月以上続く可能性も報告されている。

SARS-CoV-2 ウイルスが、ヒトの腸管で複製増殖して、糞口感染に関わるのかどうかは不明であるため、Washington 大学の Zang らは、ヒト小腸エンテロイド（小腸由来細胞）の ACE2 陽性成熟腸細胞への SARS-CoV-2 感染実験

を行った。結果として、SARS-CoV-2 ウイルスは、ヒト小腸上皮細胞に感染することはできるが、胃液の低pH、小腸の胆汁の消化酵素、そして大腸での多くのバクテリアへの脱水や暴露なでの厳しい環境があるので、感染性の SARS-CoV-2 ウイルスは存在しがたいと思われる。実験でも、似せた条件で検討した結果、感染性のあるウイルスは検出できなかった。従って、ロタウイルスの場合と異なり、SARS-CoV-2 ウイルスでの糞口感染は起こらないと結論づけている。

しかしながら、米国 Swedish 医科大学の Parasa らは、COVID-19 患者で、約12%の患者は下痢、吐き気等の胃腸症状があるが、そのうち、41%もの患者で、便に SARS-CoV-2 の放出が検出されているので、糞口感染に関しては、今後の課題であるとも述べている。

7.3　検査検体：下水中の SARS-CoV-2

上述したように糞便中に SARS-CoV-2 ウイルス RNA が1ヵ月以上にわたって検出される例もあったので、公衆衛生の観点から、下水排水中での、SARS-CoV-2 ウイルスの検討を行った。Lodder らは、オランダのスキポール空港で、2020年2月17日から、ヒト廃水を、1週間毎に、24時間毎採取液 10L ずつを集めて、ウイルス解析に用いた。オランダでの COVID-19 の最初の症例を同定した後4日目で、定量 RT-PCR で陽性となった。陽性検体は、この空港で、有症候、無症候または発症前の個人から排泄されたものと考えられた。したがって、ヒト廃水は、高感度なサーベイランスシステムとなり、早期に発見できる道具になるであろうと報告している。また、糞便を介したヒトへの感染も検討課題となった。フランスでは、フィガロ誌が伝えるところによれば、パリで、非飲料水で、SARS-CoV-2 ウイルスが、22のサンプリングポイントの内、7ヵ所で、検出されたと伝えた。飲料水は、別の系列なので、ウイルスのリスクは無いとも報じている。このパリでの非飲料水での SARS-CoV-2 ウイルスの検出は、おそらく感染した人々の便を介して、発見されたものと思われる。したがって、このことは、多くの患者が発生している特定の都市で発生する可能性があり、実際、ローマとミラノでは、SARS-CoV-2 ウイルスの痕跡が発見されている。「廃水では、最長で数日間存続し、それよりは長くならず、地表水でも同じで、寿命はかなり限られている」ともコメントしている。

北海道大学の北島正章らは、下水中の SARS-CoV-2 検出に関する総説を発表した。海外で報告された例を纏めてある（下表）。

　このように、下水中で、SARS-CoV-2 の遺伝子が検出されるので、下水のサー

国名	州／都市	廃水の種類	ウイルス濃縮方法	陽性率	最大濃度（コピー数/L）	参照
オーストラリア	ブリスベン／クイーンズランド	未処理	電気陰性膜-直接RNA抽出法	2/9 (22%)	1.2 x 10exp2	(Ahmed他、2020)
オランダ	アムステルダム、ハーグ、ユトレヒト、アーペルドールン、アーメルスフォールト、スキポール、ティルブルフ	未処理	限外濾過膜	14/24 (58%)	無し	(Medema他、2020)
米国	マサチューセッツ	未処理	ポリエチレングリコール沈殿	10/14 (71%)	>2 x 10ep5	(F.Wu他、2020)
フランス	パリ	未処理	超遠心	23/23 (100%)	>10ep6.5	(Wurtzer他、2020)
		処理水	超遠心	6/8 (75%)	>10ep5	
米国	ボーズマン (モンタナ州)	未処理	限外濾過膜	7/7 (100%)	>3 x 10ep4	(Nemudryi他、2020)

（出典：Science of The Total Environment　Volume 739, 15 October 2020, 139076 より
(https://doi.org/10.1016/j.scitotenv.2020.139076)

ベイランスを行うことにより、発展途上国のように、臨床的な検査資源が限定的な場合や、報告システムが利用できない場合などに、本システムは、感染の把握に重要であることを述べている。便中に検出されるアデノウイルス、ノロウイルス、サポウイルス、エンテロウイルス、ロタウイルスや A 型肝炎ウイルスなどのみならず、疫学的なサーベイランスシステムで報告がほとんどなされていない Saffold ウイルス、コサウイルスやサリウイルスなどにも適用できるであろう。もし、SARS-CoV-2 感染がある集団で起こった場合、下水のサーベイランスシステムで、遺伝子の検出を行えば、無症候性の患者も含めての検出が可能となり、"初期の警告システム"としての機能を果たすことができるであろうし、ロックダウン、ソーシャル・ディスタンシングや社会的隔離などの公衆衛生的感染防止対策の評価の 1 つとしても使えるものと思われる。

　実用的な研究結果が米国イェール大学（Yale）の化学環境部門の Jordan Peccia らから査読前の論文で報告された。米国コネチカット州のニューヘイブンで COVID-19 の流行が起こっている 2020 年 3 月 19 日から 5 月 1 日にわたって、約 20 万人の居住者が使用している廃水処理施設から、毎日、最初のスラッジ検体を採取した。このスラッジ検体における SARS-CoV-2 ウイルス RNA 濃度を、ローカル病院の入院データ及び自治体の COVID-19 の集積検査データと定量的な比較を行った。SARS-CoV-2 ウイルス RNA は、全ての検

体で検出でき、その範囲は、1.7 x 10^7 ウイルス RNA コピー／ mL から 4.6 x 10^5 ウイルス RNA コピー／ mL であった。本研究のユニーク性は、ウイルス RNA の測定に、通常の廃水原水を使うのではなく、最初の下水スラッジ検体を用いたことにある。最初のスラッジの水分量は、2-5％で、廃水原水の 0.01-0.05％よりも多い。この固体成分の高い検体と流行中（10 万人当り約 1200 人の感染者）の高いウイルス RNA の負荷のために、本研究で報告する RNA 量は、以前報告されている廃水原水の SARS-CoV-2 ウイルス RNA 量よりも、2-3 桁多かった。LOWESS 法（Locally-weighted scatterplot smoothing：平滑化法は平滑化ラインを決定するための一般的な手法で、局所的な重み付けをした散布図平準化の手法である）を適用して、得られたデータを解析した。

　これらのデータから、スラッジ検体の RNA のピークは、入院データよりも 3 日早く（4 月 9 日と 4 月 12 日）（図 A、B）、交差相関分析で、平滑化 RNA

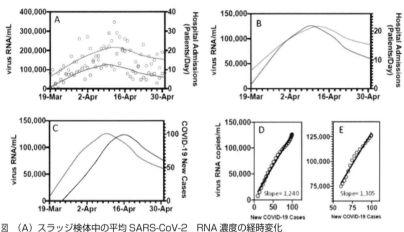

図　（A）スラッジ検体中の平均 SARS-CoV-2　RNA 濃度の経時変化
　　　　（下方の実線）と平均的な病院入院データ（患者数／日）（上方の実線）、実線は、LOWESS 平滑化曲線
　　（B）図 A の平滑化曲線のスケールを変更した図
　　　　（RNA 濃度は、下方の実線；病院入院データは、下方の実線）
　　（C）平滑化されたスラッジ検体中の SARS-CoV-2 RNA 濃度曲線
　　　　（左の実線）と平滑化された COVID-19 疫学曲線（右の実線）
　　（D）平滑化ウイルス RNA と新規 COVID-19 の回帰分析
　　　　（昇順）、傾斜は、1,240 で、分散係数 R2＝0.99）
　　（E）平滑化ウイルス RNA と新規 COVID-19 の回帰分析
　　　　（降順）、傾斜は、1,305 で、分散係数 R2＝0.97）

（出典：medRxiv ホームページより
https://www.medrxiv.org/content/10.1101/2020.05.19.20105999v1.full.pdf）

と病院データの間で、病院データを３日前に移動したとき、相関係数Ｒは、0.996となった（図E）。図Cで、COVID-19症例のピークは、４月19日であるが、SARS-CoV-2 RNA濃度のピーク（４月９日）よりも、７日遅いことがわかる。

　したがって、本研究から、公衆衛生的な対策や制限を実施する場合、より早い決断に利用できることが示唆された。

7.4　検査検体：唾液

　国立感染症研究所の「2019-nCoV（新型コロナウイルス）感染を疑う患者の検体採取・輸送マニュアル～2020/04/16更新版～」では、検体として、下気道由来検体、鼻咽頭ぬぐい液、血清、全血、尿、便、剖検組織の記載がある。

　上記した感染研マニュアルで、通常使用されている鼻咽頭ぬぐい液の採取は、検査を受ける本人にとっても不快であり、採取する医療従事者にとっても、感染のリスクが高いということで、他の方法は無いかとの問題意識から、唾液での検査の妥当性が検討された。

　イタリア、Insburia大学のLorenzo Azziらは、集中治療室（ICU）に入っている重度又は危篤状態のCOVID-19患者25人の唾液検体を用いて、RT-PCR検査を行った。結果は、25人とも陽性であった。ZikaウイルスやEbolaウイルス感染でも唾液での検出はできたとの報告もあり、SARS-CoV-2でも唾液での検出が可能であることがわかった。鼻咽頭ぬぐい液の採取は、患者と採取者の両方にとって、不快感と感染リスクがあったので、喀痰や口咽頭分泌物も可能性として言われたが、唾液小滴が、ソーシャル・ディスタンシングが２ｍでも、SARS-CoV-2のヒトからヒトへの感染の主要な出所であるので、唾液での検討は、重要である。唾液は、よだれを垂らす方法で採取した。機械的換気等をしていてよだれの採取ができない患者は、ピペットを用いて口腔内から採取した。唾液の25検体全てから、PCR検査陽性の結果が得られたが、さらに重要な知見として、２人の患者の結果であった。この２人は、唾液が陽性であったその同じ日の、咽頭又は気管支肺胞スワブ液検体を用いた検査は、陰性であった。この知見は、中国のグループが喀痰と便検体を用いた時の検査でも、同じような結果を得ている。したがって、本研究から、唾液は、SARS-CoV-2の検査に重要なツールであることがわかった。ウイルスが、鼻咽頭或いは下気道から口腔内に移

動するので、口の中に現れるのかもしれないが、唾液腺の分泌活性が関与している可能性も考えられる。このことは、口腔内が、COVID-19の病理において積極的役割を果たしていることが示唆される。中国のグループから、口腔内粘膜の上皮細胞には、SARS-CoV-2の受容体であるACE2が沢山発現されていることも報告されている。

　香港大学のKelvin Kai-Wangらは、12人のCOVID-19患者からの唾液でSARS-CoV-2の検査を行った。唾液は、患者の喉から、滅菌容器に、咳をして吐き出すようにして、集めた。検体は、Real-time RT-PCRで検査した。37歳から75歳の12人の患者のうち、11人の検体が、PCR検査陽性となった。

　イェール大学公衆衛生学部のWyllieらは、SARS-CoV-2検出において、唾液の方が、鼻咽頭ぬぐい液よりも、Real-time RT-PCR方法を用いて、高感度に検出できることを、査読前の論文にて報告した。

　この図からわかるように、幾何学的な平均ウイルス力価は、唾液の力価の方が、

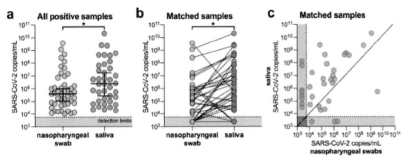

図　病院の患者検体での唾液及び鼻咽頭ぬぐい液中のSARS-CoV-2力価の検討結果
　　a. 鼻咽頭ぬぐい液46検体と唾液39検体を用いた結果；この検査の検出限界は、サイクル閾値
　　　38で、5,610ウイルスコピー／mlに相当する。
　　b. 患者毎に比較した図（同一患者毎に、線で結んでいる）（38人の患者検体）
　　c. 38人の患者の分散図：縦軸、唾液中での力価；横軸、鼻咽頭ぬぐい液中での力価

出典 medRxiv ホームページより（https://www.medrxiv.org/content/10.1101/2020.04.16.20067835v1）

鼻咽頭ぬぐい液の力価より、5倍高いことがわかった。したがって、病院の入院患者の検体を用いた実験から、唾液からの検体の方が、鼻咽頭ぬぐい液より、高い力価があることがわかり、今後、医療従事者への感染リスクの低い唾液検体の

検体送付の優先順位	検体の種類	量
1	下気道由来検体 （喀痰もしくは気管吸引液）	1 - 2 mL
2	鼻咽頭ぬぐい液	1 本
3	唾液	1 -2 mL 程度

出典：NIID 国立感染症研究所ホームページより
(https://www.niid.go.jp/niid/ja/diseases/ka/corona-virus/
2019-ncov/2518-lab/9325-manual.html)

方が、検体取得時に感染リスクの高い鼻咽頭ぬぐい液よりも、有用性が、高いことがわかった。

これらの知見も加味して、厚生労働省は、2020 年 6 月 2 日、安全で簡便にできる唾液検体での PCR 検査にも保険適用をすることにした。これに伴い、国立感染症研究所の「2019-nCoV（新型コロナウイルス）感染を疑う患者の検体採取・輸送マニュアル　〜 2020/06/02 更新版〜」も改訂され、唾液も上記のように加えた。

7.5　検査検体：精液

　中国の Diangeng Li らは、COVID-19 患者の精液検体を用いて、SARS-CoV-2 の PCR 検査を行った。河南省商丘市の商丘市民病院での 2020 年 1 月 26 日から 2 月 26 日の間で、COVID-19 と確認された 15 歳以上の 50 人の男子を対象にした。12 人の患者は、昏睡状態か瀕死の状態にあり、勃起不全のため、検体採取はできなかった。全部で 38 人の患者の検体で、精液検査を実施した。38 人のうち、23 人 (60.5%) は、臨床的に改善して、15 人（39.5%）は、感染の急性期状態であった。精液の RT-PCR 検査の結果は、6 人（15.8%）の患者は、SARS-CoV-2 検査陽性で、その内訳は、急性期状態の 15 人のうちの 4 人 (26.7%) と臨床的改善をした 23 人のうちの 2 人 (8.7%) である。年齢、泌尿生殖器疾患履歴、入院からの期間あるいは臨床的改善からの期間に対して、PCR 陰性と陽性の結果の間に有意な差異はなかった。血液一精巣／精管／精巣上体関門が不完全であったために、SARS-CoV-2 ウイルスが、とくに、全身性で局所炎症部位において、男性器に移ったのかもしれない。ウイルスが、男性器で増殖しないとしても、精巣の免疫特権のために、保持される可能性はある。SARS-CoV-2 ウイルスが、性的に感染するかどうかは今後の検証を待たなければならない。

7.6　各種検体間の比較

　中国 CDC の Wenling Wang らは、各種の臨床検体を用いて、RT-PCR 検査を行い、検体間の検査値の比較を行った。

　各種の臨床検体は、中国の湖北省、山東省及び北京の 3 病院に、2020 年 1 月 1 日から 2 月 17 日の COVID-19 患者から採取した。咽頭スワブ検体は、入院してから 1 日から 3 日の間で採取。血液、喀痰、便、尿及び鼻腔スワブ検体は、病気の間を通して、採取。気管支肺胞洗浄液及び気管支鏡検査ブラシ生検検体は、重症患者か機械的換気を受けている患者から採取。PCR 検査で、PCR サイクル閾値が 40 以下の場合、陽性と判定。便検体で、4 つの SARS-CoV-2 陽性検体に関しては、培養して、その後、電子顕微鏡で、生きたウイルスがいるかどうかを調べた。

　その結果、上表のように、気管支肺胞洗浄液、喀痰及び鼻腔スワブ検体では、60％以上の陽性率だったのに対して、咽頭スワブ検体で、32％、血液では、1％

	気管支肺胞洗浄液	気管支鏡検査ブラシ生検	喀痰	鼻腔スワブ	咽頭スワブ	便	血液	尿
検体数	15	13	104	8	398	153	307	72
検査陽性数	14	6	75	5	126	44	3	0
(%)	93%	46%	72%	63%	32%	29%	1%	0%
サイクル閾値（平均）	31.1	33.8	31.1	24.3	32.1	31.4	34.6	ND
(SD)	3.0	3.9	5.2	8.6	4.2	5.1	0.7	

出典：JAMA ホームページ https://jamanetwork.com/journals/jama/fullarticle/2762997 より

の陽性率であった。この表において、サイクル閾値とは、PCR 検査をする時に、感度を上げるために、一連の操作を何度も繰り返し行うが、何回サイクルさせれば、検体を測定できるかの閾値である。従って、この閾値が低ければ低いほど、検体中には、ウイルスの遺伝子がたくさん入っていることを意味する。鼻腔スワブ検体の場合は、サイクル閾値平均値が 24.3 回であり、この検体中のウイルスが一番多く含まれていることがわかる。

7.7　抗体検査の衝撃的結果（日本及び米国）

7.7.1 日本（神戸市、ソフトバンクグループ及び3都府県）

1）神戸市立医療センター中央病院の外来受診者対象

　COVID-19の感染拡大防止対策は、無症候性の患者もいて、感染者自身と濃厚接触者の追跡のみでは、自ずと限界があることが露呈してきた。このような中、神戸市では、独自に、抗体検査を実施した。検体は、2020年3月31日〜4月7日に神戸市立医療センター中央病院の外来を受診した患者の1,000検体を用いて、SARS-CoV-2抗体（IgG抗体イムノクロマト法：RCNC002、KURABO社）を血清学的に評価した横断研究をPreprintではあるが発表した。この検体には、救急又は発熱外来を受診した患者は除外されている。1,000血清検体のうち、33検体でIgGが陽性であり、陽性率は3.3%（95%信頼区間は、2.3〜4.6%）。2015年の国勢調査の人口動態統計資料を用いて、抗体保持者の人数を推定した。神戸市の人口が、151万8,70人であるから、抗体陽性の人口は50,123人（95%信頼区間34,934〜69,868人）となる。年齢及び性別で調整した陽性有病率は、2.7%（95%CI1.8-3.9%）なので、神戸市人口に換算すると、40,999人（95%CI 27,333〜59,221人）となり、この数値は、神戸市におけるPCR陽性確定例の396〜858倍になっている。但し、注記事項として、筆者らも指摘しているように、本研究で使用した血清学的アッセイ法の感度と特異性が、SARS-CoV-2感染の流行を推定できるほどには、完全ではないこと、そして、本研究で用いた検体は、病院の外来患者からのみなので、一般的な市中の人々を対象にした詳細な解析も必要であると言及している。現在、抗体検査に関しては、認識する抗原の特異性や、上述した検査の感度・特異度の検討など、今後解決すべき課題が残されており、これらの課題が解決された暁に、改めて、調査サーベイランスを行って、真の感染状況を把握する必要があると思われる。

2）ソフトバンクグループでの4万人規模での抗体検査

　ソフトバンクグループは、全国で4万人規模での抗体検査の結果を速報値として発表した（2020.6.9）。
　全体で44,066人の抗体検査をした結果、陽性率は0.43%、医療従事者等

	総数	医療従事者等	ソフトバンク等
検査数	44,066	5,850	38,216
陽性数	191	105	86
陽性率	0.43%	1.79%	0.23%

* ソフトバンク等：ソフトバンクグループならびに取引先を中心とした企業の従業員
* 検査実施期間：2020 年 5 月 12 日～6 月 8 日
* 全国の医療機関 539 施設の医療従事者 5,850 人
* 検査：簡易検査キットによる抗体定性検査。ソフトバンク・取引先では、Orient
  Gene 社、医療機関では、INNOVITA 社の簡易検査キットを使用
出典：ソフトバンクニュースより（https://www.softbank.jp/sbnews/entry/20200610_01）

では 1.79%、そして、ソフトバンク等では 0，23%となった。医療従事者の中で、受付・事務等（陽性率 2.0%）、次いで医師（1.9%）、看護師（1.7%）、歯科助手（0.9%）、歯科医師（0.7%）であった。抗体検査陽性者 192 人のうち、42 人対して PCR 検査検査を実施した結果、13 人が PCR 検査陽性で、残りの 29 人が PCR 陰性であった。内訳は、42 人中 11 人は、先に PCR 検査を受けた際は陽性で、抗体検査でも陽性であった。7 人は以前に PCR 検査陰性であったが、抗体検査が陽性であった。残り 24 人は先に抗体検査で陽性、その後 PCR 検査で、2 人が陽性で、22 人が陰性であった。PCR 検査陽性で、抗体検査が陰性の人はいなかった。

　日本での 2020 年 6 月 8 日時点での感染者数は、17,174 人（WHO）であった。日本人の人口を、1 億 2650 万人とすると、ソフトバンク等の陽性率 0.23%を乗じると、抗体陽性者数が 29 万人となり、報告されている確定感染者数（WHO）の約 17 倍となる。同様に、陽性率 0.43%を用いて計算すると、日本人全体では、抗体陽性者数が 54 万人となり、報告されている確定感染者数の 32 倍となる。

3）3 都府県

　厚生労働省は、2020 年 6 月 16 日に、東京、大阪及び宮城の 3 都府県で実施した抗体検査の結果を発表した。一般住民約 3,000 人を性・年齢区分別に無作為抽出し、6 月第 1 週に血液検査を実施した。使用した測定キットは、1）アボット社（化学発光免疫測定法）、2）モコバイオ社（蛍光免疫測定法）、そして、3）ロシュ社（電気化学発光免疫測定法）である。結果として、抗体保有率は、アボット社とロシュ社のキットで共に陽性となった陽性率で計算すると、東京都

で 0.10%、大阪府 0.17%、そして宮城県 0.03%であった。また、モコバイオ社の測定では、東京都で 1.07%、大阪府で 1.25%、そして、宮城県で 1.20%であった。5 月 31 日時点での感染率は、東京都 5,236 人（0.038%）、大阪府 1,783 人（0.02%）、そして、宮城県 88 人（0.004%）であった。用いる検査キットで、陽性率の差が 10 倍程度もあり、さらに、モコバイオ社での結果は、人口密度の低い宮城県の方が、東京都よりも、陽性率が高く、確かに、解釈は難しい。したがって、検出抗体の持続性、検査キットの診断性能、または、対象検体の妥当性など課題はあるが、単純に、日本人の人口を 1.265 億人として、東京都の感染率（アボットとロシュのダブル陽性）0.10%を乗じると、約 13 万人となる。モコバイオ社の東京都での感染率 1.07 で計算すると、135 万人となる。ソフトバンクの場合は、便宜的に 29 ～ 54 万人と計算できたので、厚生労働省の検査結果 13 ～ 135 万人と比較すると、その中間的な値となる。上述したように、抗体の持続性、検査キットの違い（診断効率）や測定対象者の差異等今後の検討課題でもあるが、これらの結果から、日本では、既に 100 人に 1 人程度の割合で感染している可能性も示唆された。因みに、米ニューヨーク州では、2020 年 6 月 16 日の発表内容によると、州住民 12,000 人のうち、抗体陽性は、州全体で 13.4%、ニューヨーク市内では、21.6%であった

　抗体検査に関しては、後述するように、感度、特異度など、課題が残されており、真の抗体陽性率を求めるには、抗体検査キットの更なる性能評価が必要と思われる。

7.7.2 米国（ニューヨーク、カリフォルニア及びサンフランシスコ）

　「無症候性及び再陽性 COVID-19 患者」で記述したように、住民 3000 人（食料品店や大型店に買い物に来た 18 歳以上の人で、19 のカウンティーの 40 ヵ所）の抗体検査に関する予備的結果から、地域間での変動も大きかったが、ニューヨーク州の人口 1950 万人、ニューヨーク市の人口 840 万人の値から計算すると、州全体で約 270 万人、市では約 180 万人がウイルスに感染したことを意味する。但し、今回の検体は、家にいる高齢者や必須労働者は含まれていないことに注意すべきである。南カリフォルニア大学とロサンゼルス市公衆衛生部門からのロサンゼルス市での抗体検査の予備的報告（4 月 20 日）では、症状のある

863 人の成人の検査結果で、成人の約 4.1％が抗体検査陽性であった。統計的誤差を考慮すると、約 2.8％から 5.6％となり、この地区の 221,000 人から 442,000 人となり、公式に発表されている 7,944 人の COVID-19 確定患者と比べれば、28 倍から 55 倍高い数値となった。カリフォルニア州のサンタクララ郡での抗体検査に関しては、サンタクララ郡での SARS-CoV-2 ウイルスに対する抗体陽性率は、1.5％であった。人口加重した抗体陽性率は、2.81％となった。これは、4 月初期において、サンタクララ郡の 48,000 人から 81,000 人が感染していると推定でき、確定症例数の 50 から 85 倍の数値である。

　以上のように、米国及び神戸市の調査研究結果を見ると、既に、2020 年 4 月には市内での感染が浸透していて、とくに、無症候性患者が徐々に蔓延していることが示唆された。

7.8　PCR 検査結果に基づく退院基準

　厚生労働省新型コロナウイルス感染症対策推進本部は、事務連絡（令和 2 年 3 月 17 日）として、「新型コロナウイルス感染症（COVID-19）診療の手引き・第 1 版」の周知について」を発出しているが、その中に、退院基準等として、24 時間発熱（37.5℃以上）なし、かつ呼吸器症状が改善傾向にあり、症状有りの PCR 検査陽性患者が、2 回の PCR 検査で陰性になった場合としている。

　中国・北京地壇医院の Chen らの報告によると、咽頭拭い液で、PCR 検査陰性検体 133 例のうち、陰性化した後、24 時間以内に喀痰又は糞便検体での PCR 検査陽性となった患者は、22 例あった。この 22 人の患者から、545 検体を集めて PCR 検査をした結果、咽頭拭い液で PCR 検査陰性になった後、喀痰検体の場合、最高で 39 日間、糞便検体で、最高 13 日間にわたり、PCR 検査陽性となった。

　このような報告もあったが、厚生労働省は、総合的に判断して、退院基準等の見直しを行った。2020 年 4 月 2 日付けで、厚生労働省コロナウイルス感染症対策推進本部は、事務連絡として、新たな退院基準が通知された。上述の「新型コロナウイルス感染症（COVID-19）診療の手引き・第 1 版」が、2020 年 5 月 18 日に、第 2 版として改訂され、その中に、4 月 2 日発出の退出基準も掲載されている。

新たな退院基準

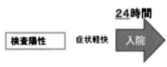

| 検査陽性 | 症状軽快 | 24時間
入院 | PCR検査
陰性 | 24時間以後
入院 | PCR検査
陰性 |

軽快後、24時間後にPCR検査を実施。陰転化が確認されたら、前回検体採取後
24時間以後に再度採取を行い、二回連続で陰性が確認されたら退院可とする。

出典：退院基準の変更について　厚生労働省より（https://www.mhlw.go.jp/content/000618524.pdf）

　WHOが症状がある人の退院基準を14日から10日に短縮したことを受けて、2020年6月12日、厚生労働省も、症状のある人は、症状が出てから10日間が経過すれば退院を認めることとした。また、症状がない感染者の退院基準も改定され、感染を確認したPCR検査の検体採取日から6日間経過し24時間以上の間隔を空けて2回のPCR検査が連続で陰性であれば退院を認めることにした。因みに、無症状であった、プロ野球選手の坂本勇人選手と大城卓三選手が、この厚生労働省の新基準により、同日、10日間で退院することができた。

8. 治療薬及び治療方法

　コロナウイルスの細胞への侵入は、ウイルスのスパイクタンパク質Sが、細胞の受容体に結合し、さらに、宿主細胞のプロテアーゼによるSのプライミングを受けることに、依存している。Hoffmannらは、SARS-CoV-2の場合、侵入に際して、ACE2を受容体として、そして、Sのプライミングに、セリンプロテアーゼであるTMPRSS2（呼吸器上皮に発現している宿主のタンパク分解酵素のひとつ）を使用していることを明らかにした。

　治療薬の開発は、上述したSARS-CoV-2の細胞侵入へのメカニズム等を考慮しながら、なされると思われるが、Pandemicになり、時間的に、猶予が無いため、既存医薬品の適用外使用の検討が、種々、なされてきた。

　例えば、既存薬デキサメタゾンの有効性評価がある。2020年6月17日、英国オックスフォード大学が、低用量のステロイド系抗炎症剤「デキサメタゾン」が、重症COVID-19患者に有効であることを発表した。人工呼吸器を必要とする重症患者の致死率が、3割下がり、酸素供給を必要とする患者の場合は、2割下がった。デキサメタゾンは、1960年代から、関節リウマチや喘息などに使用されてきた非常に安価な薬剤である。

　インフルエンザウイルス治療薬として開発されたアビガン（ファビピラビル）は、催奇形性の可能性に関して、動物実験で、ラットの初期胚の致死が、マウス、ラット、ウサギ及びサルで催奇性が認められており、ヒトでも、催奇性の可能性は否定できない。したがって、厚生労働省は、過去の苦い経験、サリドマイド事件も念頭に置きながら承認審査をしていくものと思われる。サリドマイドは、1957年、旧西ドイツで鎮静・催眠薬として開発され、日本では翌58年に簡単な審査で承認された。一方、米国では胎児への影響に関するデータがないとの理由で許可されなかった。妊娠初期に服用すると胎児の発達を阻害する副作用があり、日本では約1,000人の被害者が出た薬事制度の根幹を揺るがした大事件

であった。承認は、リスクandベネフィットの観点からなされるものと思われる。

8.1 既存治療薬と新規治療薬
8.1.1 アビガン（Avigan, 一般名Favipiravir）
　アビガン（一般名ファビピラビルFavipiravir）は、富山大学医学部教授の白木公康氏と富士フイルム富山化学が共同研究で開発した。核酸アナログ（類似体）でRNA依存性RNAポリメラーゼ阻害剤である。

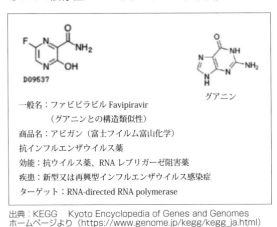

D09537

一般名：ファビピラビルFavipiravir
　　　　（グアニンとの構造類似性）
商品名：アビガン（富士フイルム富山化学）
抗インフルエンザウイルス薬
効能：抗ウイルス薬、RNAレプリガーゼ阻害薬
疾患：新型又は再興型インフルエンザウイルス感染症
ターゲット：RNA-directed RNA polymerase

グアニン

出典：KEGG　Kyoto Encyclopedia of Genes and Genomes
ホームページより（https://www.genome.jp/kegg/kegg_ja.html）

　アビガンは、インフルエンザウイルスに対する阻害活性を示していたが、ほとんどのRNAウイルスのRNA依存性RNAポリメラーゼに対して、伸長を停止する活性を有する。アビガンは、致死性インフルエンザ感染動物モデルで、オセルタミビルリン酸塩（タミフル）が有効で無い全動物を生存させるという、高ウイルス負荷の致死性感染症を有効に治療できる薬剤であり、2014年、西アフリカで流行したエボラ出血熱の治療にも有効に使用された。

　従来、アビガン錠に対する厚生労働省医薬食品局審査管理課から平成26年3月4日付けで出された審査報告書の総合評価においては、下記の様に結論づけていた。

　「提出された資料から、本剤については、非臨床試験成績からヒトにおける催奇形性のリスクが強く懸念され、かつ有効性については頑健性の高い結果として示されていないと考えること、また、申請効能である季節性・インフルエンザウイルス感染症においては既に他の治療薬があることも踏まえ、現時点ではリスクに対して得られるベネフィットが明確になっていないと考える」と判断されていた。但し、本アビガン錠は、日本において、他の抗インフルエンザウイルス薬が無効

または効果不十分な新型または再興型インフルエンザウイルス感染症が発生し、本剤を当該インフルエンザウイルスへの対策に使用すると国が判断した場合に、患者への投与が検討される医薬品として、2014年3月に承認を取得していた。

　しかしながら、新型コロナウイルスに対する有効な治療薬が無く、パンデミックに陥った状況から、アビガンが同じRNAウイルスの一種である新型コロナウイルスに対する効果に関して、臨床研究や観察研究が開始され始めた。

　中国・武漢のChang Chenらは、ファビピラビルと、既に中国及びロシアでは承認されているアルビドール（一般名ウミフェノビル Umifenovir）との比較研究を行った。

　ファビピラビルは、日本では、インフルエンザに対して承認された薬剤であるが、インフルエンザウイルスAに対するIC50（50%阻害濃度）は、0.013 〜0.48μg/mlである。他方、アルビドールのEC50（50%効果濃度）は、2.7〜13.8μg/mlなので、ファビピラビルの方が、COVID-19に対する治療薬としては可能性がより高いとの仮定の下で、臨床研究を行った。

　登録患者：COVID-19患者240名が登録され、そのうち、236人が、少なくとも1回の投与を受け、完全解析セット（FAS）とし

図　オセルタミビルリン酸塩の構造式

出典：KEGG　Kyoto Encyclopedia of Genes and Genomes
ホームページより（https://www.genome.jp/kegg/kegg_ja.html）

た。このセットは、116人のファビピラビル投与群、120人のアルビドール投与群から成る。

　投与7日目の臨床的回復の比較：アルビドール投与群の62/120(51.67%)、ファビピラビル投与群の71/116（61.21%）が臨床的な回復が認められた。この結果から、ファビピラビルが、7日目での臨床的回復の指標で見る限り、アルビドールよりも有効性が優れているとはいえないことがわかった。

　各種症状の持続期間の比較：発熱及び咳の回復に関して、ファビピラビル群が

図 アルビドール（一般名ウミフェノビル Umifenovir）の構造式

出典：KEGG Kyoto Encyclopedia of Genes and Genomes
ホームページより（https://www.genome.jp/kegg/kegg_ja.html）

アルビドール群よりも有意に短かった。

結論：結論として、アルビドールと比較して、ファビピラビルは、投与後7日目では、臨床的回復の改善では、有意差は認められなかったが、発熱及び咳の回復までの期間は、有意に短縮化された。

日本においても、アビガンの製造販売元である富士フイルム富山化学から、2020年3月31日付けで、「抗インフルエンザウイルス薬「アビガン錠」新型コロナウイルス感染症患者を対象とした国内第Ⅲ相臨床試験及び生産体制に関するお知らせ」が発信された。その中で、アビガンの国内第Ⅲ相臨床試験を開始し、COVID-19患者に対する治療効果と安全性の確認を目的とするとしている。

藤田医科大学は、2020年5月26日に、ファビピラビル（アビガン）観察研究中間報告を発表した。臨床経過については、ファビピラビル投与開始7日目および14日目において、初期症状が改善、増悪、不変のいずれかと評価されるかを収集した。その結果、軽快と判定されたのは軽症例では7日目に73.8%、14日目に87.8%、中等症例では7日目に66.6%、14日目に84.5%、重症例では7日目に40.1%、14日目に60.3%だった.

軽症患者にファビピラビルが投与された場合にほとんどの患者が回復しているが、重症患者では改善がたかだか60.3%であった。外国からの報告と同じく、死亡率が高齢患者で顕著に高くなっていて、60代以上から急激に高くなっていることがわかる。副作用として、尿酸値上昇または高尿酸血症が335名（15.52%）で,肝障害または肝機能酵素上昇が169名（7.37%）で報告された。

アビガンは、富士フイルム富山化学が製造しているが、富士フイルムは、中国の製薬会社「浙江海正薬業」とアビガンの製造法についての特許ライセンスを締結していたが、2019年に契約は終了し、中国での物質特許も失効している。

中国政府は、2020 年 2 月に、浙江海正薬業に対して後発品の製造販売の許可をしている。既に、中国では、2020 年 3 月に、トルコ、タイやドイツなどにファビピラビル（アビガン）を提供し始めている。

8.1.2 レムデシビル Remdesivir

レムデシビルは、米国 Giliead Sciences(ギリアド・サイエンシズ) 社が、元々は、エボラ出血熱用治療薬として開発した、ヌクレオチドアナログ（類似体）のプロドラッグ（プロドラッグとは、投与されると生体による代謝作用を受けて活性代謝物へと変化し、薬効を示す医薬品のこと）である。このプロドラッグは、細胞内で、代謝されて、アデノシン・三リン酸（ATP）のアナログとなり、ウイルスの RNA ポリメラーゼを阻害する。

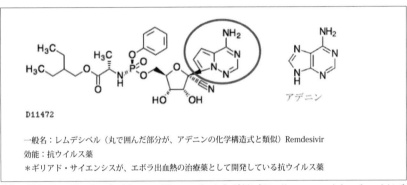

D11472

一般名：レムデシベル（丸で囲んだ部分が、アデニンの化学構造式と類似）Remdesivir
効能：抗ウイルス薬
＊ギリアド・サイエンシスが、エボラ出血熱の治療薬として開発している抗ウイルス薬

出典：KEGG　Kyoto Encyclopedia of Genes and Genomes ホームページより（https://www.genome.jp/kegg/kegg_ja.html）

レムデシビルは、フィロウイルス（Ebola 等）やコロナウイルス（SARS-CoV や MERS-CoV 等）を含めて、幅広いウイルスファミリーに対する活性を持つ。これらのコロナウイルスの非臨床モデルで、予防的治療的効果を示しており、試験管内テストでは、レムデシビルは、SARS-CoV-2 に対する活性があることも示されている。

日本では、国立国際医療研究センターが、3 月 23 日、レムデシビルの国際共同治験を始めるとの発表をした。治験は、日本、米国、韓国、シンガポールとの共同で実施して、プラセボとの比較研究である。

ギリアド・サイエンシズは、2020 年 4 月 27 日に、第 III 相臨床試験（SIMPLE：

項目	5日間のレムデシビル投与（静脈注射）		10日間のレムデシビル投与（静脈注射）		ベースライン調整p値
治験症例数	200		197		
	症例数	%	症例数	%	
14日目での臨床的有用性評価結果					
7段階評価で2ポイント以上改善	129	65%	107	54%	0.16
臨床的改善	129	65%	106	54%	0.17
退院	120	60%	103	52%	0.44
死亡	16	8%	21	11%	0.7
安全性評価結果					
何らかの副作用	141	71%	145	74%	0.86
吐き気	20	10%	17	8.6%	
急性呼吸器不全	12	6.0%	21	11%	
グレード3以上の肝酵素ALT上昇	7.3%（=28／385）				
肝検査上昇での中止	3.0%（=12/397）				

出典：米ギリアドホームページより（https://www.gilead.com/news-and-press/press-room/press-releases/2020/4/gilead-announces-results-from-phase-3-trial-of-investigational-antiviral-remdesivir-in-patients-with-severe-covid-19）

200 例の投与、197 例の標準治療）の報告を行った。

　要約すると、上の表のようになる。

　5 日間投与群で、50%の患者は、臨床的改善までの期間が 10 日であり、10 日間投与群では、11 日であった。両方の群において、半数以上の患者が 14 日目で、退院となった（5 日間投与群で、60%；10 日間投与群で、52.3%）。14 日目で、5 日間投与群で、64.5%の患者が、10 日間投与群では、53.8%の患者が、臨床的改善が認められた。いずれにしても、5 日間投与群も 10 日間投与群も、同様な臨床的有用性が確認された。

　本治験の拡大臨床試験が、機械的換気を受けている重症患者も含めて、5600 人を追加して行われている。米国、中国。フランス、ドイツ、香港、イタリア、日本、韓国、オランダ、シンガポール、スペイン、スウェ　デン、スイス、台湾及び英国の 180 ヵ所で進められている。

　その他の臨床試験である二重盲検無作為化プラセボ比較試験の中間的な発表もなされた。1059 人の患者（レムデシビル投与群 538 人、プラセボ投与群

521 人）の予備的な結果として、平均的な回復日数が、レムデシビル投与群で
11 日、プラセボ投与群で 15 日であった。14 日での致死率をカプラン‐マイヤー
法で推定すると、レムデシビル群で、7.1％、プラセボ投与群で 11.9％であった。
結論として、レムデシビルは、プラセボに比べて、COVID-19 で下気道感染が
ある入院成人患者に対して、回復時間を短縮することができた。

　他方、レムデシビルの有効性に関して、重症 COVID-19 患者を用いた治験で、
有効性は認められなかったとの報告も、Lancet 誌で発表された。中国の Wang
らのグループは、重症の COVID-19 成人患者に対してレムデシビルの有効性の
検討を、無作為化二重盲検プラセボ対照多施設試験を実施した。2020 年 2 月
6 日から 3 月 12 日の間で、237 人の患者を登録して、158 人がレムデシビ
ル投与群、79 人がプラセボ投与群で行った。レムデシビルの使用は、臨床的改
善に関して、期間の差異とは関連しなかった。統計的には有意では無かったが、
臨床的改善までの時間に関して、レムデシビル投与患者は、プラセボ投与群に比
べて、症候が 10 日以内の患者では、数値的には短かった。本治験からは、レム
デシビルの有効性が認められず、逆に、副作用が認められた。

　種々の結果を総合的に判断して、米国食品医薬品局（FDA）は、2020 年 5
月 1 日に、エボラ出血熱治療薬として開発された経緯のある、抗ウイルス薬レ
ムデシビルを、新型コロナウイルス治療薬として、重症患者への使用を緊急時
（Emergency Use）に認めると発表した。日本でも、この新型コロナウイルス
治療薬としてのレムデシビルは、2020 年 5 月 4 日に、厚生労働省に申請されて、
7 日の夜、専門家らが出席する厚生労働省の審議会が安全性や有効性などについ
て議論した結果、承認を認める意見を纏めた。これを受けて、加藤厚生労働大臣
は、審査を大幅に簡略化する「特例承認」の制度を適用して、申請から 3 日間
という異例のスピード承認に至った。有効性や安全性に関する情報が限定的であ
ることから、対象患者は、重症患者に限定するとされている。
今後、副作用のフォローアップと有効性の検討も含めて見守る必要があると思わ
れる。

8.1.3 シクレソニド（Ciclesonide；商品名：オルベスコ）

　シクレソニド（商品名：オルベスコ）は、吸入用ステロイドとして、未熟児・

一般名：シクレソニド
商品名：オルベスコ（帝人ファーマ）
効能：喘息治療薬、抗炎症薬、グルココルチコイド受容体作動薬
疾患：気管支喘息

出典：KEGG　Kyoto Encyclopedia of Genes and Genomes
ホームページより（https://www.genome.jp/kegg/kegg_ja.html）

新生児から高齢者まで広く用いられる薬剤で有り、2007年の発売から13年もの間、安全に使用されている。

オルベスコ・インヘラーは、新規のプロドラッグ型ステロイドであるシクレソニドを主薬とする定量噴霧式エアゾール剤である。

シクレソニドは、肺に吸入された後、組織のエステラーゼによって、活性代謝物、脱イソブチリル体（des-CIC）へと変換される。Des-CIC は、強力かつ特異的にグルココルチコイド受容体に結合して、抗炎症作用を示すことが in vitro 及び in vivo の非臨床試験で示されている。オルベスコ・インヘラーは、完全溶解型の製剤であるために、デバイスから噴射されるエアロゾルは 1 μm 程度の微粒子の割合が高く、末梢気道まで効率よく到達されると報告されている。

このような知見の下、COVID-19 肺炎初期～中期にシクレソニド吸入に関する報告が、神奈川県足柄上病院からなされた。シクレソニド（商品名：オルベスコ）の吸入を、酸素化不良・CT 有所見の患者 3 名に使用開始し、良好な経過を得ていると報告している。

8.1.4 クロロキン（ヒドロキシクロロキン）

クロロキンとヒドロキシクロロキンは、南米のキナ（キナノキ、Cinchonas）の樹から採取されたアルカロイド、キニーネの合成化合物である。マラリアは今日でも毎年推定 200 万人にのぼる感染死亡者を出す人類最大の感染症とされている。クロロキン（chloroquine）は抗マラリア剤のひとつで、1934 年にドイツで最初に合成され、マラリアの治療もしくは予防のために用いられる。ドイツでは合成に成功したものの毒性の強さから実用化を断念した。しかし 1943年にアメリカ合衆国で独自に開発し、抗マラリア薬として発売した（商品名：プ

図　クロロキンの構造式

D02366

図　ヒドロキシクロロキンの構造式

D08050

出典：KEGG　Kyoto Encyclopedia of Genes and Genomes ホームページより (https://www.genome.jp/kegg/kegg_ja.html)

ラケニル錠（ヒドロキシクロロキン硫酸塩、レゾヒン（リン酸クロロキン））。

　クロロキンは、多様な活性を持ち、その活性のひとつに、ファゴリソソーム (Phagolysosome：ファゴソームがリソソームと融合して形成される細胞質中の構造) をアルカリ化して、ウイルスの融合や脱コート化を含むウイルスの複製の低 pH 依存的過程を阻害する。

　クロロキンの新型コロナウイルスへの治療効果に関しては、中国科学院武漢ウイルス研究所などの研究グループが実施して、Cell Research 誌に速報を発表した。

　本速報は、*in vitro* の実験結果であるが、レムデシビルとクロロキンが、SARS-CoV-2 に対する阻害活性があることを示した。アフリカミドリザル由来の細胞、Vero-6 細胞を用いて、7 つの薬剤（Ribavirin、Penciclovir、Favipiravir（アビガン）、Nafamostat、Nitazoxanide、Remdesivir 及び Chloroquine)の SARS-CoV-2 に対する効果について、試験管内での検討を行った。この結果、SARS-CoV-2 に対して、EC50 で評価する限り、レムデシビルに次いで、クロロキンが有効であることがわかった。

　フランスの Gautret らのグループは、抗マラリア薬ハイドロキシクロロキンと抗生物質アジスロマイシンの混合投与が、新型コロナウイルスに有効であることを、査読前ではあるが、報告をした。6 人の患者は無症候性、21 人は上気道

123

感染症状、そして、8人は下気道感染症状を持っていた。この中で、20症例の治療を実施した結果、対照群に対して、投与後6日でウイルス量の有意な減少し、ウイルス保持期間に関しても、かなり低下させた。アジスロマイシンを加えると、ウイルスの排除は有意、かつ更に効果的であった。結論として、症例検体数は少ないが、本研究で、ヒドロキシクロロキンは、COVID-19患者でウイルス量の低下・消失と有意な相関性を持っていて、その効果は、アジスロマイシンでさらに強化されることが明らかになった。

　他方、ブラジルのグループが、SARS-CoV-2感染に関して重症呼吸器症候群患者の補助的治療として、クロロキン2リン酸の2つの異なる投与量で、予備的安全性の試験を、無作為化二重盲検第Ⅱb相臨床試験を実施した。結論として、クロロキン（CQ）の高用量投与は安全性に問題があるため、新型コロナウイルスの治療に推奨すべきではないとしている。このブラジルのグループの結果に関して、米国ワシントン大学のStephan D. FihnらはJAMA（米国医師会誌）の論説にて解説しているが、重症COVID-19患者は種々の治療がなされているので、結論を導き出すのは難しいが、ひとつの結論として、クロロキンは、アジスロマイシンと恐らく、オセルタミビルとの組み合わせで、重症のCOVID-19と疑われる患者の致死率を高めることと関連している可能性があると言える。

　2020年2月21日、中国・湖北省保健衛生委員会は「リン酸クロロキンの使用における有害反応の綿密な観察に関する通知」を発行した。中国科学院武漢ウイルス学研究所によると、成人におけるこの薬の致死量は2〜4gであり、急性致死性であることが記載されており、指定されたすべての医療機関に、この薬物の使用中に注意深く観察することを要求していて、2020年3月4日、中国・国立保健医療委員会が発表した「新型コロナウイルス肺炎の診断と治療計画（第7版）」では、いかなる心臓病を有する患者に対しても、リン酸クロロキンの使用を一律に禁止している。

　さらに、ハイドロキシクロロキンは、アジスロマイシンと併用又は単独でも、COVID-19患者への投与は、QT間隔の延長のリスクがあることが報告された。QT間隔は、心電図で測定される値で、Q波の始まりからT波の終わりまでの測定間隔で、収縮の開始から弛緩の終了までの心室にかかる時間で、QT間隔延長とは、心室再分極の遅延の測定値である。

　ヒドロキシクロロキンあるいはクロロキンの、第 2 世代抗菌剤マクロライドとの併用有無での検討結果が Lancet 誌に報告された。6 大陸 671 病院で、2019 年 12 月 19 日から 4 月 14 日の間に、入院した患者が含まれている。投与は、クロロキン単独、マクロライドとクロロキン、ヒドロキシクロロキン単独、マクロライドとヒドロキシクロロキンの 4 つの治療投与群である。COVID-19 患者 96,032 人を対照とした。結果として、年齢や性別等の要因を補正した後で比較すると、致死率は、対照群で、9.3%、ヒドロキシクロロキン群で 18.0%、マクロライドとヒドロキシクロロキン群で 23.8%、クロロキン群で 16.4%、マクロライドとクロロキン群で 22.2% であった。結論として、ヒドロキシクロロキンまたはクロロキンは、抗菌剤マクロライドと併用してもしなくても、どちらでも、COVID-19 患者に対する有効性を確認することはできなかった。これらの何れの投与群で、病院内での生存率は低下した反面、心室性不整脈の頻度は逆に増加してしまった。

　これらの結果を受けて、WHO は、5 月 25 日の記者会見で、抗マラリア薬「ヒドロキシクロロキン」について、各国と進めている COVID-19 治療薬としての臨床治験を一時中止することを明らかにした。

　しかしながら、Mehra らの Lancet 誌の論文に対して、5 月 28 日に複数の研究者から公開質問状が出され、論文のデータの信憑性の問題もあり、Mehra らは、6 月 4 日、論文を取り下げた。これを受けて、WHO のテドロス氏は、6 月 3 日の記者会見で、一時中止していた臨床試験の再開を発表したが、米国 FDA は、6 月 15 日、抗マラリア薬のクロロキンとヒドロキシクロロキンについて、新型コロナウイルス感染症の治療薬治療に処方する緊急使用許可（EUA）を取り消した。そして、WHO は、17 日、オンラインでの記者会見で、「ヒドロキシクロロキン」について「致死率の低下など有効性がみられない」として、WHO が進める世界各地の医療機関などで行っている臨床試験を再び中止すると発表した。

8.1.5　ナファモスタット（Nafamostat）

　ナファモスタット（Nafamostat）はセリンプロテアーゼ阻害薬のひとつであり、抗凝固薬に分類され、急性膵炎の症状改善にも用いられる。商品名はフサンである。

図　ナファモスタットの構造式

D08240

2020 年 3 月 18 日、東京大学医科学研究所（井上純一郎ら）は、新型コロナウイルスの感染を阻止する可能性があるとして、国立国際医療研究センターなどと患者に試験投与を開始すると発表した。SARS-CoV-2 がヒトに感染するには、ウイルス外膜とヒトの細胞膜の融合が必要で、ウイルス表面の S タンパク質がヒト細胞の細胞膜上にある ACE2 受容体と結合した後に、タンパク質分解酵素の TMPRSS2（Transmembrane protease, serine 2）により S タンパク質が切断されると膜融合が進む。2016 年、井上らは、MERS-CoV　S タンパク質、受容体 CD26、TMPRSS2 に依存した膜融合系を用いてセリンプロテアーゼ阻害剤であるナファモスタットが膜融合を効率よく抑制して MERS-CoV の感染阻害剤になることを提唱していた。それらの知見を下に、「ナファモスタットが SARS-CoV-2　S タンパク質による膜結合を抑制するかどうかの検討を行った。その結果、ナファモスタットは、10 ～ 1000 n M で、濃度依存的に抑制した。つぎに ACE2 や TMPRSS2 を内在的に発現し、ヒトで感染が起こる際に重要な感染細胞と考えられる気道上皮細胞由来の Calu-3 細胞を用いて同様の実験を行ったところ、さらに低濃度の 1-10 nM で顕著に膜融合を抑制した。SARS-CoV-2 S タンパク質による融合において、比較実験により、ナファモスタットはカモスタットのおよそ 10 分の 1 の濃度で阻害効果を示すことが明らかになった。以上から、臨床的に用いられているタンパク分解阻害剤の中ではナファモスタットが最も強力であり、COVID-19 に有効であると期待される。」と述べている。非臨床試験は、2020 年 7 月開始予定、臨床試験への以降は、2021 年 3 月までに行う予定である。

8.1.6 カレトラ

カレトラは、ロピナビル・リトナビル（Lopinavir, Ritonavir）配合剤で、抗ウイルス化学療法剤である。

D02498

図　ロピナビル・リトナビルの化学構造式

出典：KEGG　Kyoto Encyclopedia of Genes and Genomes ホームページより
(https://www.genome.jp/kegg/kegg_ja.html)

　ロピナビル（Lopinavir）は HIV 感染症の HAART 療法（ハート療法：highly active anti-retroviral therapy) に用いられるプロテアーゼ阻害剤のひとつである。リトナビル(Ritonavir)は、抗レトロウイルス効果を持つプロテアーゼ阻害薬のひとつであり、ヒト免疫不全ウイルスや C 型肝炎ウイルス感染症の治療に使用される医薬品である。ロピナビルとの合剤が、カレトラである。このカレトラに対する臨床試験の結果が、中国チームによって発表された。本研究は、無作為化オープンラベル比較試験で、カレトラによる治療の有効性の検討である。全体で 199 人の患者に対して、無作為的に割り付けした。99 人がカレトラ群、100 人が標準治療群とした。カレトラでの治療は、臨床的改善までの時間において、標準治療との差異とは関連していなかった。28 日目における死亡率は、カレトラ群と標準治療群において同様であった。「結論的には、カレトラ群での治療は、標準治療に対するベネフィットは得られなかった」と報告している。

8.1.7 抗体医薬トリシズマブ・サリルマブ（II-6 阻害剤）

　インターロイキン（IL）-6 は、T リンパ球から産生され、B リンパ球に抗体を作るよう指令する分子で、1986 年に、元大阪大学総長の岸本忠三氏により発見された。岸本らは、IL-6 が炎症時の急性期反応などに重要な役割を担うことを解明して、中外製薬による国産初の抗体医薬品、ヒト化抗ヒト IL-6 受容体

モノクローナル抗体（IL-6 阻害薬）トシリズマブ（アクテムラ）の開発に深く貢献した。トシリズマブは、組替え抗 IL-6 受容体モノクローナル抗体で、RA（関節性リウマチ）の治療薬であるが、今回、中国のチームにより、トシリズマブが、重度の COVID-19 患者に対して有効性を示すことが、査読前の論文で報告された。以下、その内容である。

　トシリズマブ（組換えヒト化抗ヒト IL-6 受容体モノクローナル抗体）は、可溶性 IL-6 受容体（sIL-6R）及び膜結合性 IL-6 受容体（mIL-6R）に特異的に結合して、シグナル伝達を阻害する。2020 年 2 月 5 日から 2 月 14 日の間で、トシリズマブ抗体で治療した 21 人は、最初の症状として、すべて発熱があった。21 人すべてにおいて、発熱の後、呼吸困難が観察された。トシリズマブ投与後 1 日で、21 人の体温が平熱に戻り、その状態を維持した。末梢酸素濃度も、劇的に改善され、その中の 1 例では、投与後 1 日で、酸素療法が必要なくなった。

　日本では、製造販売元の中外製薬が、2020 年 4 月 8 日に、国内での重症 COVID-19 患者を対象に、トシリズマブの第 III 相臨床試験に関する治験届を、医薬品医療機器総合機構（PMDA）に提出した。中外製薬の親会社であるロッシュは、米国、カナダ、欧州を含めて、同様の第 III 相臨床試験を開始する予定となっている。

　また、同じく、IL-6 阻害薬であるサノフィ社（フランス）のケブザラ ®（サリルマブ）の臨床治験に関しても、サノフィ社から、2020 年 3 月 30 日にプレスリリースがあった。「重症 COVID-19 患者を対象としたケブザラ ®（サリルマブ）のグローバル臨床試験プログラム、米国外で第 1 例の患者に投与」と題するプレスリリースで、その内容は、以下の様に記述されている。1）イタリア、スペイン、ドイツ、フランス、カナダとロシアで第 II/III 相臨床試験を開始し、直ちに患者が参加。2）ケブザラ ® は、重症 COVID-19 患者で急性呼吸窮迫症候群を引き起こす炎症性免疫反応で重要な役割を果たすと考えられている IL-6 シグナル伝達経路を阻害、3）サノフィは米国外での臨床試験を主導し、Regeneron 社は米国内の臨床試験を主導、と発表されている。

8.1.8 ネルフィナビル・セファランチン（2 既存薬の併用）

　2020 年 4 月 22 日、東京理科大学は、ホームページ上で、国立感染症研究所等との共同研究結果について「新型コロナウイルス治療薬候補となる既承認薬

図 ネルフィナビルの化学構造式　　図 セファランチンの化学構造式

出典：KEGG　Kyoto Encyclopedia of Genes and Genomes ホームページより（https://www.genome.jp/kegg/kegg_ja.html）

　の発見～ネルフィナビルとセファランチン薬剤併用による新型コロナウイルス排除効果～」と題して、メディアに対する発表を行った。

　ネルフィナビル（nelfinavir、ブランド名 Viracept）は、ヒト免疫不全ウイルス（HIV）の治療に使用される抗レトロウイルス薬で、プロテアーゼ阻害剤である。他のプロテアーゼ阻害剤と同様に、ほとんどの場合、他の抗レトロウイルス薬と組み合わせて使用される既存薬である。ネルフィナビルは、経口で生物学的に利用可能なヒト免疫不全ウイルス HIV-1 プロテアーゼ阻害剤（Ki = 2nM）であり、HIV 感染症の治療のために HIV 逆転写酵素阻害剤と組み合わせて広く処方されている。

　また、セファランチン（Cepharanthine）は、白血球減少症や脱毛症、マムシ咬傷にもともと使用される既存薬である。セファランチンは、ツヅラフジ科の植物タマザキツヅラフジ（学名：Stephania cephalantha）から抽出したアルカロイドで、抗炎症作用及び抗酸化作用を持っている。

　この 2 既存薬の SARS-CoV-2 ウイルスに対する併用効果について、査読前の論文ではあるが発表されている。結論として、「これら 2 つの既存薬は、それぞれ感染細胞から放出されるウイルス RNA を 1 日で最大 0.01％ 以下にまで強く減少させ、現在治療薬候補となっているロピナビルやクロロキン、ファビピラビルよりも強い活性を持っていた。またネルフィナビルとセファランチンの併

用により、１日で感染細胞からのウイルスを検出限界以下に排除することができた。と報告している。

　In vitro の細胞系で評価した場合、クロロキン、ロピナビルやファビピラビル（アビガン）よりも、ネルフィナビルとセファランチンは、SARS-CoV-2 ウイルスに対する阻害効果で見ると、かなり低い濃度で阻害できることが示されている（下表）。

		CLQ クロロキン	LPV ロピナビル	FPV ファビピラビル	NFV ネルフィナビル	CEP セファランチン
抗 SARS-CoV-2 活性	50%阻害濃度	$1.31 \mu M$	$1.73 \mu M$	$>64 \mu M$	$0.77 \mu M$	$0.35 \mu M$
	90%阻害濃度	$3.97 \mu M$	$3.61 \mu M$	$>64 \mu M$	$1.16 \mu M$	$0.91 \mu M$

　両剤の併用効果を、抗ウイルス活性と細胞生存率の系で、評価した。NFV（$2.24 \mu M$）又は CEP（$3.20 \mu M$）単独で SARS-CoV-2 ウイルスに作用させた場合、未処理の系に比べて、ウイルス RNA レベルが、5.8％、6.3％のレベルまでに低下させ、併用すると、0.068％までのレベルに低下した。それぞれの薬剤を $4 \mu M$ にすると、ウイルス RNA は検出限界以下となった。ネルフィナビル単独で、患者に投与した場合、どの様な効果があるかを数学的なモデルで計算したところ、ウイルス量が 91.4％減少して、ウイルスが消失するのに 11.9 日かかることがわかった。これは、未治療に比べて、3.98 日短縮されている。
本報告は、試験管内の評価結果ではあるが、現在、先行して評価されているクロロキン、ロピナビルやファビピラビル（アビガン）と比較して、SARS-CoV-2 ウイルスに対する阻害活性が非常に高く、それらを併用すると、阻害活性効果はさらに高まることがわかり、今後、生体内での安全性 / 有効性の検討結果が、非常に注目されるべき既存薬である。

8.1.9　イベルメクチン

　イベルメクチン（ivermectin）は、マクロライド類に属する環状ラクトン経口駆虫薬。放線菌が生成するアベルメクチンの化学誘導体。2015 年にノーベル生理学・医学賞を受賞した北里大学の大村智特別名誉教授により発見された新種の放線菌「ストレプトマイセス・アベルメクチニウス」(Streptomyces avermitilis) が産生する物質を元に、MSD(北米メルク社が母体) が創薬し

図　イベルメクチンの化学構造式

出典：KEGG　Kyoto Encyclopedia of Genes and Genomes ホームページより
(https://www.genome.jp/kegg/kegg_ja.html)

た。最初の発見物質は、エバーメクチン（Avermectin）と命名された。この物質は、細菌や真菌などには抗菌活性を示さず、寄生虫（鉤虫、回虫、肺線虫、糸状虫などの線虫類）やダニ、ハエの成虫や幼虫などの節足動物に対して、強い活性があった。エバーメクチンの抗寄生虫活性を高め、哺乳動物への作用を低減させるため（ヒトへの副作用を低減させるため）、改良して、ジヒドロ誘導体のイベルメクチンが開発された。

　イベルメクチンは、2012 年～ 2016 年にかけて、幅広いウイルスに対して抗ウイルス活性があることが報告されてきて、その中でも、デングウイルス、ウェストナイルウイルスやインフルエンザウイルスなどの RNA ウイルスの感染を阻害することも明らかになってきていた。DNA ウイルスである仮性狂犬病ウイルス（PRV）に対しても、試験管内及び生体内での実験でも有効性は報告された。これらの知見から、オーストラリアのモナッシュ大学の Wagstaff らとピーター・ドハーティ感染免疫研究所のグループは、イベルメクチンの SARS-CoV-2 に対する、試験管内での阻害効果の検討を行った。アフリカミドリザルの腎臓由来の細胞である Vero 細胞（Vero/hSLM）に感染させて、イベルメクチンの阻害作用を調べた。ウイルスとともに 2 時間インキュベートした Vero 細胞に、種々の濃度でイベルメクチンを加えて、ウイルスの遺伝子増幅の抑制効果を調べたところ、1 回の投与で抑制が確認され、48 時間以内に、SARS-CoV-2 のウイルスの RNA が 99.98% 減少したことがわかった。しかしながら、これらは試験管内での実験である。実際に COVID-19 患者への有効性を検討した研究が、米国ユタ大学の Patel らから、報告された。2020 年 1 月 1 日から 3 月 31 日まで、COVID-19 と診断された患者に対する国際的多施設研究を行った。イベ

ルメクチンの COVID-19 患者への投与は 1 回（150 μg /kg）で 704 人、対照群は、非投与で 704 人。3 大陸、169 ヵ所の病院での実施。結果として、機械的換気を要する重症 COVID-19 患者の死亡率は、7.3％で、非投与群の 21.3％より、少なかった。機械的換気を要する患者も含めての全ての患者で比較すると、投与群での死亡率が、1.4％で、非投与群が 8.5％であった。結論として、COVID-19 患者の病気の間にイベルメクチンを投与することは、死亡率を低下させ、入院期間の短縮が図れることがわかったが、今後の無作為化対照治験で、これらの有効性を確認しなければならない。しかしながら、2020 年 6 月に、本試験で分析に使われた患者データの信頼性が低いとの指摘があり、論文掲載は中止され、著者も退職する事態となった。このような中、北里大学は、今までの知見も含め、総合的に判断して、2020 年の夏に、医師主導の治験を開始し、1 年以内の承認申請を目指すとしている。

8.1.10　抗ウイルス薬 3 剤

　香港大学の Kwok-Yung Yuen 教授らは、Lancet 誌に、3 剤併用療法（インターフェロン（IFN）- β -1b、ロビナビル・リトナビル配合剤（上述のカレトラに相当）とリバビリン）とロビナビル・リトナビル配合剤（対照群）との有効性および安全性の比較検討を、多施設前向きオープンラベル無作為化第 II 相臨床試験の結果を報告した。

　香港の 6 つの病院で、2020 年 2 月 10 日から 3 月 20 日の間に募集した COVID-19 患者 127 人を、3 剤併用群 86 人、対照群 41 人で、比較検討した。発症から、投与までの平均日数平均値は、5 日であった。結果として、投与から鼻腔スワブ検体で PCR 陰性となるまでの期間で比較すると、3 剤併用群で、中央値 7 日（四分位範囲：5 ～ 11 日）、対照群で、中央値 12 日（四分位範囲：8 ～ 15 日）となり、3 剤併用群が、明らかに、対照群よりも、有用であることがわかった。吐き気や下痢なでの副作用

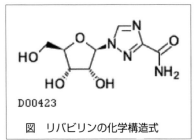

D00423

図　リバビリンの化学構造式

出典：KEGG　Kyoto Encyclopedia of Genes and Genomes ホームページより
(https://www.genome.jp/kegg/kegg_ja.html)

においては、両群での差異は認められなかった。したがって、軽度及び中等度の COVID-19 患者に対して、初期の 3 剤併用療法は、安全で、対照群よりも、症状の軽減及びウイルス放出と入院の期間を短縮させることができることが示された。

8.1.11 アナキンラ（Anakinra）（組換え型 IL-1 受容体拮抗剤）

アナキンラは、関節リューマチの治療に使用される生物製剤で、インターロイキン 1（IL-1）受容体拮抗タンパク質の N 末端にメチオニンが追加された組換えタンパク質である。商品名は、キネレットであるが、大腸菌で生産しているため、糖鎖はない。米国と欧州で認可されていて、患者は、自宅で皮下注射によって投与する。

イタリア・ミラノの Vita—Salute San Raffaele 大学の Giulio Cavalli らは、高用量のアナキンラを、COVID-19、ARDS(急性呼吸窮迫症候群) 及び過炎症性患者に投与した回顧的研究結果を報告した。2020 年 3 月 17 日から 27 日の間、29 人の COVID-19 患者が、高用量のアナキンラの静脈内投与、非侵襲的換気及び標準治療を受けた。結論として、集中治療室ではなく、機械的換気も受けない COVID-19 と ARDS 患者の回顧的コホート研究で、高用量アナキンラ治療は、安全で、そして、患者の 72%に臨床症状の改善が見られた。但し、有効性の確認に関しては、対照比較試験が必要である。2020 年 5 月 21 日時点で、10 の臨床試験が進行している。

8.1.12　新規治療薬

他方、医薬品製造販売までは、長い時間を要するけれども、新規な治療薬の開発も種々試みられている。

1）オランダ：有望なヒト型抗体に関しては、ユトレヒト大学の Chunyan Wang らが、Nature 誌に発表している。Wang らは、完全にヒト型の IgG1 抗体を作成して、そのヒト型抗体の評価を行った結果、SARS-CoV 同様に、SARS-CoV-2 に対しても感染阻害を示すことが明らかとなった。

2）武田薬品工業：SARS-CoV-2 に対する高免疫グロブリン製剤「TAK-888」の開発。TAK-888 は、回復した患者の血漿から採取した病原体特異的な抗

体を濃縮したもの。

3）リジェネロン：SARS-CoV-2 に対する多数の抗体を特定し、このうち 2 つを混合したカクテル抗体の臨床試験を 2020 年初夏までに始める方針。

4）米ビル・バイオテクノロジー：2 つの抗体を特定し、中国での権利を上海のウーシー・バイオロジクスに導出。米アルナイラム・ファーマシューティカルズと共同で SARS-CoV-2 を標的とする siRNA 核酸医薬も開発中。

5）米アブセラ・バイオロジクス：イーライリリーと治療用・予防用の抗体を共同開発。

6）北里大学：大村智記念研究所片山和彦教授ら研究グループが新型コロナウイルス（SARS-CoV-2）に対して感染抑制能（中和能）を有する VHH 抗体の取得に成功したと、2020 年 5 月 7 日にプレスリリースした。

7）中国・北京首都医科大学：Yan Wu らは、米国 Science 誌に、COVID-19 回復患者からのヒト由来中和抗体を作成したことを報告した。これらの中和抗体の阻害活性は、IC50 で、0.177 μg/ml から 1.375 μg/ml で、B38 抗体と H4 抗体のカクテルは、相乗的な中和活性が認められた。

8.2 ワクチン

ワクチン開発状況が英国 Nature 誌にて、報告された。2020 年 4 月 8 日時点では、115 のワクチン候補があり、そのうち、78 種類は、活性の確認がなされ、残りの 35 種類は、まだ、未確認の状態である。活性の確認された 78 種類の内、73 種類は、2020 年 4 月時点で、探索段階か臨床試験段階にある。最も開発が進んでいる代表的ワクチンを以下に示す。

8.2.1　米国：モデルナ社（mRNA ワクチン）

米国モデルナ社は、mRNA 医薬品開発に特化したベンチャー企業で、mRNA-1273(開発番号) は、新型コロナウイルスに対するワクチン医薬品である。2020 年 1 月 11 日に、中国当局は、新型コロナウイルスの遺伝子配列を公表した。1 月 13 日に、米国立衛生研究所（NIH）とモデルナ社は、mRNA-1273 の配列を最終化した。この mRNA は、スパイクタンパク質をコードし

ている。3月16日に、NIHは、mRNA-1273の第Ⅰ相臨床試験で、初めての参加者に投与を開始した。配列選択からヒトへの投与まで、わずか63日という早業であった。さらに、モデルナ社は、製造施設の増強も実施しており、月当り100万投与分の製造を行う。2020年3月27日、NIHは、アトランタ州のエモリー大学がNIH主導の第Ⅰ相臨床試験の健常成人ボランティアを登録し始めると発表されている。現時点で、DNAワクチンやRNAワクチンが承認された例が無いので、承認されれば初めてのケースとなる。モデルナ社は、製造のスケール・アップのために、CDMO（医薬品製剤開発・製造支援事業：Contract Development and Manufacturing Organization）のロンザ社とパートナー契約を締結して、最終的に、1回投与50μgの10億回分の製造を目標としている。

　2020年5月18日、モデルナ社は、プレスリリースにて、第Ⅰ相臨床試験の中間報告をした。その発表によれば、45人の参加者に、25、100または250μgのワクチンを投与し、最初の投与から2週間後に抗体陽転した。25と100μgの投与を受けた8人からの検体を用いて、試験管内でのSARS-CoV-2に対する中和抗体価の測定を行った。この8人全員が、中和抗体活性があり、その活性は、COVID-19から回復した回復者血漿の抗体価と同等もしくはそれ以上の中和抗体活性であったとのことであり、有望な中間結果となった。

8.2.2　米国：イノビオ・ファーマシューティカルズ社（DNAワクチン）

　米国イノビオ・ファーマシューティカルズ社は、DNA医薬に特化したバイオベンチャーである。イノビオ社は、既に、15種類のDNA医薬の臨床プログラムを走らせている。INO-4800は、中国での新型コロナウイルスの遺伝子配列発表後直ぐに、イノビオ社の独占的なDNA技術プラットフォームを用いて、新型コロナウイルスに対するDNAのデザインを行い作成したDNAワクチンである。4月6日、DNAワクチン「INO-4800」の第Ⅰ相臨床試験を米国で開始したことを明らかにした。本試験は、健常成人40人に4週間隔で2回ワクチンを投与するもので、6月下旬に、中間的な免疫応答及び安全性に関する結果がでる予定である。この40人の健常ボランティアは、フィラデルフィアのペンシルベニア大学とカンザス市のクリニックで登録されている。そして、これらの結果

を下に、第 II/III 相臨床試験を開始が、2020 年の夏頃になる予定である。

8.2.3　米国：ノババックス社（ナノ粒子ワクチン）

　米国ノババックス社は、感染症に対するワクチン開発に特化している米国のバイオテック企業である。NVX-CoV2373 ワクチンは、SARS-CoV-2 候補として、同定されて、第 I 相臨床試験を 2020 年 5 月中旬に開始する。前臨床では、NVX-CoV2373 は、高い免疫原性及び高レベルの中和抗体の刺激が証明されている。5 月中旬に、オーストラリアで開始する第 I/II 相臨床試験の中間的結果は、2020 年 7 月に得られる予定。この治験は、130 人の健常成人で行う。NVX-CoV2373 は、抗原となるスパイクタンパク質の遺伝子をバキュロウイルスに導入した上で、バキュロウイルスを昆虫細胞に感染させて組替えタンパク質を製造し、複数の組替えタンパク質をナノ粒子状に形成したものである。ウイルスは、天然のものではなく、人工物のものを用いる。

8.2.4　ドイツ：ビオンテック社（mRNA ワクチン）

　ドイツのビオンテック社（BioNTech）は、最先端のがん免疫療法に取り組むバイオベンチャーである。ビオンテック社は、さらに感染症プログラムも開発の視野にいれて、彼らの技術を用いて COVID-19 に対する mRNA ワクチン候補を見つけ出した。mRNA ワクチンは、米国モデルナ社やドイツ CureVac 社との競争となっている。2020 年月下旬から、ドイツ国内で、BioNTech 社の 4 つの候補の mRNA ワクチンの治験が、200 人に対して、異なった型と投与量のワクチンを用いて、開始された。さらに、共同開発者の米国ファイザー社と、米国での同じワクチンを用いた臨床試験も当局の承認をえられたら直ぐに開始する計画となっている。そして、中国では、中国での共同パートーナーである Fosun Pharma と臨床試験の予定。

8.2.5　英仏：グラクソ・スミスクライン（GSK）とフランス：サノフィ（アジュバント添加遺伝子組換えワクチン）

　GSK とサノフィは、2020 年 4 月 22 日、両社の技術を活かして、新型コロナウイルス（COVID-19）に対するアジュバント添加ワクチン開発に関する

同意書に署名した。2020 年の下半期に第 I 相臨床試験を開始する予定。成功すれば、2021 年下半期までに実用化できるように開発を進める。COVID-19 に対するアジュバント添加遺伝子組換えワクチン候補を開発すればワクチン量を減らすことができて、多くの人にワクチンの提供ができると述べている。

8.2.6　米国：ジョンソン・エンド・ジョンソン（J&J）

2020 年 3 月 30 日に、米国ジョンソン・エンド・ジョンソンが発表したプレスリリースから抜粋すると、下記のように状況である。

J&J は 2020 年 1 月、新型コロナウイルス（COVID-19）の配列を入手するとすぐに、有望なワクチン候補を調査する取り組みを開始し、子会社であるヤンセンの研究チームらは、ヤンセンの AdVac® 技術を使用して複数のワクチン候補を作製し、テストした。この研究に基づき、J&J は、最初の製造ステップに進む、COVID-19 のリードワクチン候補（2 つの予備候補あり）を同定。これを受け、2020 年 9 月に第 I 相臨床試験を開始することを目指し、安全性と有効性に関する臨床データは年末までに入手可能になる見込み。これにより、緊急用ワクチンは 2021 年初頭に利用できるようになる見込み。

8.2.7　日本：アンジェス社と大阪大（DNA ワクチン）

2020 年 3 月 5 日に、アンジェスと大阪大学が、DNA ワクチンを共同開発することをプレスリリースした。このプラスミド DNA ワクチンの動物向け試験用の原薬を製造して、非臨床試験に入れる体制を整えたと、3 月 24 日に、発表した。4 月 27 日には、この DNA ワクチン開発に、ヒューマン・メタボローム・テクノロジー社も参加することになり、ワクチン接種後の代謝変動解析が容易になる。

8.2.8　日本：田辺三菱製薬（植物由来ウイルス様粒子 VLP）

田辺三菱製薬は、2020 年 3 月 12 日、カナダ子会社のメディカゴ社が新型コロナウイルス感染症（COVID-19）に対応したウイルスの植物由来ウイルス様粒子（VLP：Virus Like Particle）の作製に成功したと発表した。安全性、有効性に関する非臨床試験に着手しており、順調に進めば、ヒトでの臨床試験を2020 年 8 月までに開始するために当局機関と協議したいとしている。

8.2.9　日本：塩野義製薬（グループ会社 UMN ファーマ）

　塩野義製薬は、2020 年 4 月 27 日、新型コロナウイルス（SARS-CoV-2）による感染症（COVID-19）に対する予防ワクチンの開発を正式に決定したことを発表した。UMN ファーマが、国立研究開発法人日本医療研究開発機構（AMED）の支援する研究開発課題である「新型コロナウイルス感染症（COVID-19）のワクチン開発に関する研究」（研究開発代表者：国立感染症研究所 インフルエンザウイルス研究センター・長谷川秀樹センター長）に 2020 年 3 月より参画し、UMN ファーマの有する BEVS（Baculovirus Expression Vector System：昆虫細胞などを用いたタンパク発現技術）を活用した組換えタンパク抗原の作製を進めている。現時点では、2020 年の年内に臨床試験を開始すべく、厚生労働省や独立行政法人医薬品医療機器総合機構（PMDA）、共同研究先である国立感染症研究所等、関係各所との協議・相談を進めている。

8.2.10　日本：ID ファーマ（アイロムグループ）

　ID ファーマは、2020 年 2 月 6 日、新型コロナウイルスの新規ワクチンを上海公衆衛生臨床センターと共同開発すると発表。製品化には 2 〜 3 年かかるとみられる。

8.2.11　中国

1)　中国カンシノ・バイオロジクス／北京バイオテクノロジー研究所が、ウイルスベクターワクチンの第 II 相臨床試験を中国で実施中（2020.4 月）。
　　2020 年 5 月 22 日、北京バイオテクノロジー研究所と CanSino Biologics 社が協同開発したワクチンを用いた臨床試験の中間報告が Lancet に発表された。中間的な結論として、本 Ad5 ベクター COVID-19 ワクチンは、ワクチン接種後 28 日目で、認容性があり、免疫原性があった。SARS-CoV-2 に対する体液性免疫応答が、健常成人で、接種後 28 日目でピークに達し、特異的 T 細胞免疫応答は、接種後 14 日目から観察された。これらの知見から、Ad5 ベクター COVID-19 ワクチンに関する検討の継続してその効果を確認するとしている。

2) 北京生物製品研究所／武漢生物製品研究所が、不活化ワクチンの第 I 相臨床
試験を中国で実施中（2020 年 4 月）。
3) 中国シノバック・バイオテックが、不活化ワクチンの第 I 相臨床試験を中国
で実施中（2020 年 4 月）。Sinovac 社の Qiang Gao らは、米国 Science
誌（2020 年 5 月 6 日号）に、アカゲザル等の動物実験の結果を発表した。
ワクチン候補株は以下のようにして作成した。11 人の入院 COVID-19 患者（5
人の ICU 患者を含む）の気管支肺胞洗浄液（BALF）から SARS-CoV-2 ウ
イルス株を分離した。精製不活化 SARS-CoV-2 ウイルスワクチン作成のた
めに CN2 を選択して、PiCoVac（化学的に不活化してある）とした。この
PiCoVac を用いて、マウス、ラット及びアカゲザルでの免疫誘導能の評価を
行った。マウス及びラットで、RBD がドミナントな免疫原であることがわかっ
た。また、アカゲザルにおいて、この PiCoVac の免疫原性及び防御効果の評
価を行った結果、有望な抗体応答が観察された。2020 年の年末に向けて、第 I、
II 及び III 相臨床試験を、この PiCoVac 株も含めて、他の株とともに、行う予
定とのことである。

8.2.12　英国：オックスフォード大学

英国 BBC が、2020 年 4 月 23 日に伝えたところによれば、英国オックス
フォード大学のグループが開発したワクチンのボランティアに対する投与が、英
国内で初めてなされた。この基本となるワクチンは、ヒトでは増殖できないよう
にした弱毒化株である。この ChADOx1 と命名されたワクチンの核心部は、ア
デノウイルスであるが、ヒトではなく、チンパンジー由来のアデノウイルスを
用いている。このワクチン作成に要した時間は、わずか、3 ヵ月であった。上
記のように、この ChADOx1 nCoV-19 ワクチンを用いた英国でのワクチン
治験（800 人以上のボランティア対象）が開始された。COVID-19 ワクチン
に対して対照ワクチンは、髄膜炎ワクチンを用いている。欧州でも、同様に、
ChADOx1 nCoV-19 ワクチンの治験が、4 月 24 日に、1,110 人のボランティ
アを集めて開始された。この中で、オックスフォード大学のグループの研究者は、
早くて、9 月には、百万単位での投与量が確保できるであろうと述べている。英
国では、4 月 24 の 1,100 人の第 I 相臨床試験に引き続き、他の 5,000 人に

対する第Ⅱ／Ⅲ相臨床試験を 2020 年 5 月には開始するという。英国で、参加者が確保出来ない場合は、恐らく、感染拡大が続いているアフリカあるいはインドでの計画を視野にいれている。そして、英国 AstraZeneka 社が、オックスフォード大学とチームを組み、COVID-19 ワクチンの開発を行うことを発表した。

　これらの治験と平行して、米国のモンタナ州のグループは、アカゲザルを用いたワクチンの有効性を検討して、このワクチンが有望あることを報告している。コロナウイルスフリーの 28 日間隔離された 6 匹のアカゲザルに、最初、ChADOx1 nCoV-19 ワクチンを投与した。他のアカゲザルに病気を起こすことが確認されている、高レベルのコロナウイルスを暴露したが、どのアカゲザルも病状を示さず、少なくとも 28 日以降も健康状態が維持されていると報告している。

8.2.13　米国：ハーバード大学（動物実験での DNA ワクチンの有効性）

　候補ワクチンの前臨床試験を容易に行うことができるようにするために、Harvard 大学メディカルスクールの Jingyou Yu らは、非ヒト霊長類のアカゲザルを用いて、SARS-CoV-2 に対する DNA ワクチンの免疫誘導能及び防御能を調べた。SARS-CoV-2 の表面タンパク質 S の 6 種類の異なる変種を発現する一連の DNA 候補ワクチンを作成して、35 匹の大人のアカゲザルを用いて、評価した。これらの DNA 候補ワクチンを接種したサルは、ヒトや SARS-CoV-2 で感染させたアカゲザルと同程度の中和抗体活性を含めての体液性及び細胞性免疫応答を誘導したことが確認できた。ワクチン接種後、全てのアカゲザルに、SARS-CoV-2 をチャレンジさせたところ、S タンパク質の全長をコードするワクチンでは、ワクチン非投与の対照群に比べて、気管支肺胞洗浄液検体で、3.1log10 ユニット (1,258 倍) 以上、鼻腔粘膜検体で、3.7log10 ユニット (5,011 倍) 以上のウイルスの減少率が観察された。ワクチンで誘導された中和抗体活性は、防御的有効性と相関していたので、免疫応答が防御効果と相関性があることが示唆された。

　但し、ヒトの場合は、獲得免疫に対して、懸念される発表がされていることは、5.5.3 章に述べた通りである。

　現在、全世界で、100 種以上のワクチンの開発研究が進められているが、ワクチンの有効性の評価には、2 〜 3 年の年月が最低必要であるし、そして、川崎市健康安全研究所所長　岡部信彦医師が言われるように、一般論としては、最初に有望と思われたワクチンも、最終的には、90％以上が残らないという。すなわち、ワクチンの有効性及び安全性の評価には、数年単位での時間軸が必要であるため、安全で有効なワクチンを我々が手にすることができるのは、長い道のりとなるであろう。Asher Mullard によれば、エボラ出血熱ウイルスの場合、発見されてから、43 年後に、最初のワクチンが米国 FDA で承認され、平均的にはワクチン開発には 10 年を要し、ワクチン開発の成功率は、わずか 6％である。

8.3 回復者血漿

8.3.1　中国深圳市第三人民病院

　COVID-19 患者の回復者血漿が COVID-19 患者に対して有効かどうかの検討を、中国深圳市第三人民病院で、5 人の患者に対して行われた。患者は、SARS-CoV-2 特異的抗体 (IgG) の結合活性が 1 : 1,000 以上で、中和力価が 40 以上である回復者血漿の輸血を受けた。血漿輸血の後、体温は、5 人中 4 人で、3 日以内で、正常に戻り、SOFA スコアも下がり、ウイルス量は減少し、輸血後 12 日以内に検査結果は陰性となった。SARS-CoV-2 特異的抗体及び中和抗体価も、輸血後、上昇した。このように、本報告は、対照群の無い予備的な研究ではあるが、回復者血漿を投与された 5 人の重症 COVID-19 患者に改善が認められた。

8.3.2　武漢市 3 病院

　Kai Duan らは、武漢市の 3 つの病院で、10 人に対する回復者血漿 (CP：convalescent plasma) の治療効果の検討を行った。結論として、CP 療法は、忍容性が良く、重症 COVID-19 患者に対して、CP 輸血は、ウイルス血症を中和することにより、臨床症状を改善することがわかった。

8.3.3　回復者血漿の有効性評価

　中国成都の Ling Li らは、重度及び危篤 COVID-19 患者への回復者血漿治療に関する有効性及び副作用に関しての臨床試験の結果を報告した。対象COVID-19 患者は、103 人で、重度及び命に関わる患者が対象である。標準治療プラス回復者血漿投与群（52 人）と標準治療群（51 人）の比較を行った。28 日目の致死率及び無作為化から退院までの期間において、有意な差異は認められなかった。回復者血漿を投与した 2 人の患者は、輸血後数時間以内に副作用を示したが、支持的ケアで改善した。

8.3.4　軽症患者での中和抗体価（免疫学的測定時の注意点）

　コホート研究とは、分析疫学における手法のひとつであり、特定の要因に曝露した集団と曝露していない集団を一定期間追跡し、研究対象となる疾病の発生率を比較することで、要因と疾病発生の関連を調べる観察的研究である。

　COVID-19 回復患者コホートでの SARS-CoV-2 に対する中和抗体応答に関する研究が、復丹大学（Fudan University）の Fan Wu らによりなされた。軽症の COVID-19 回復患者 175 人からの血漿を対象とした。結果として、SARS-CoV-2 中和抗体は、SARS-CoV ウイルスとは交差反応しなかった。SARS-CoV-2 特異的中和抗体は、発病から 10 〜 15 日経過後、検出され、これらの患者間での中和抗体価は、S1、RBD、S2 領域に対するスパイクタンパク結合抗体と相関関係を示した。高齢者及び中年の患者は、有意に、血漿の中和抗体価及びスパイクタンパク質結合抗体が、若年者より、高かった。注目すべきは、これらの患者の中で、中和抗体価がアッセイの検出限界（ID50：＜40）であった患者が 10 人いたことである。他方、2 人の患者は、中和抗体価がID50:15989と21567との非常に高い中和抗体価を示した。中和抗体価は、血漿中の CRP レベルと正の相関関係を示したが、入院時の患者のリンパ球数とは負の相関関係を示した。これらの知見は、液性免疫応答と細胞性免疫応答の関連性を示していると考えられた。

　いずれにしても、軽症の患者では、中和抗体価が非常に低い例（検出限界以下）もあり、患者のスクリーニングで、抗体の検査を行う時、偽陰性の結果が出る可能性が高いと思われるので、免疫学的検査では、十分に気をつけなければならな

い点である。

　査読前の論文であるが、米国ロックフェラー大学の Robbiani らは、73 人の入院しない COVID-19 患者の回復者血漿を採取して、受容体結合ドメイン（RBD）やスパイクタンパク質結合抗体活性及び中和抗体活性を測定した結果を発表した。中和抗体活性は、非常に低くて、18％は、検出限界以下、78％が、1,000 以下で、わずか 2 検体のみが、中和活性の高い 5,000 以上であった。結論的に、軽度の COVID-19 患者の回復者血漿の中和抗体活性は、非常に低いことが示された。

　米国では、回復者血漿プログラムが、Mayo Clinic や Johns Hopkins 大学、Washington 大学など 40 の機関からの医師や研究者によって立ち上げられ、さらに、英国でも、国民保健サービスが、2020 年 4 月に、23 の主要な血液センターで、回復者血漿を集めるためのプログラムを開始して、臨床試験に使用する計画となっている。日本では、国立国際医療研究センターのチームが、回復者の血漿約 400ml を患者 1 ～ 2 人に投与する臨床研究に向けて走り始めているが、武田薬品工業は、ドイツの Biotest 社、英国の BPL 社、フランスの LFB 社、及びスイスの Octapharma 社の企業との連携の下で、回復者血漿の成分から精製された血漿分画製剤を目指している。スペインの Grifols 社も、同様な血漿分画製剤の開発を目指している。武田薬品工業の Kim 氏は、回復者血漿とは異なり、血漿分画製剤は安全性評価等も含めて、完成までには、9 ～ 18ヵ月を要するだろうと述べている。

　現時点では、回復者血漿（血清）が、重症 COVID-19 患者治療の選択肢の中では、第 1 の選択肢であり、次いで、組換えポリクロナール抗体治療となっている。

9. 感染患者血液の安全性確保

　SARS 発生時、WHO は、SARS と血液安全性確保のための指針を 2003 年 5 月 15 日に発表した。今回の SARS-CoV-2 の潜伏期間は、WHO の見解によると、1 〜 12.5 日（主に、5 〜 6 日）と報告されているので、献血からの本ウイルス安全性の確保に関しては、何らかのウイルス不活化方法や除去方法を実施する必要がある。日本赤十字社は、SARS 及び WNV 感染症と血液製剤の安全性確保について、2003 年に、採血の対象者及び血漿分画製剤の安全性に関して報告している。

　中国の Jin らは、予備的な報告として、Methylene Blue 光反応処理による SARS-CoV-2 血漿のウイルス不活化方法を検討した結果、MB 光反応が、ウイルス不活化に有効であることを示し、患者の回復期血漿を用いた治療にも使用できるとしている。FDA も、緊急的方法として、ケースバイケースの判断で、2020 年 3 月 24 日、回復期血漿の緊急性の高い患者への使用も認めた。

　国立国際医療研究センターは、新型コロナウイルス感染症（COVID-19）の患者で、回復したヒトの血漿を COVID-19 患者に投与する臨床試験を 2020 年 4 月に開始する。

　一般的な血漿分画製剤の安全対策が、一般社団法人日本血液製剤協会のホームページ上に紹介されている。製造工程におけるウイルス不活化・除去については、

1. 加熱処理（(1)　60℃、10 時間液状加熱処理　(2)　65℃、96 時間乾燥加熱処理等）、

2. SD 処理 (有機溶媒 / 界面活性剤処理)　ウイルスのエンベロープ (脂質膜) を有機溶媒 / 界面活性剤で破壊して不活化させる方法。エンベロープ (脂質膜) があるウイルスの不活化に有用。ちなみに、今回の新型コロナウイルスもエンベロープを有するウイルスの仲間である。

3. ウイルス除去膜処理：平均孔径 15nm、19nm 又は 35nm の多層構造

のセルロース膜で、ウイルス等をろ過・除去する方法。ちなみに、SARS-CoV-2 ウイルスのサイズは、80 ～ 100nm である。

などの手法が、紹介されている。

　下記の左の写真は、筆者のひとりが、キューバの国立分子免疫学センター（CIM）で、HIV のウイルス除去膜による除去試験を行った時のものである。

　右の写真は、中国成都にある成都容生・血漿分画製剤メーカーの実際の製造現場で、未知のウイルスの混入も懸念される血漿から、ウイルス除去膜を用いて、血漿分画製剤を製造している一例である。

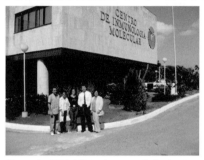 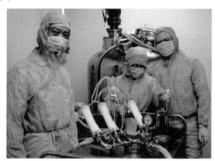

（キューバ：分子免疫学センター CIM、筆者　右から 2 番目、一番右が、ウイルス部門の責任者である Dr. Aymara Nieto Caballero 氏）

（中国：成都蓉生薬有限責任公司、筆者は一番奥）

・貧しい医療先進国キューバの感染状況

　因みに、キューバでは、オバマ政権時代に緩和された経済制裁が、トランプ政権になってから、再び、引き締めに向かっている。キューバは、元々、医療体制に関しては、先進国以上の体制を維持していて、WHO によると、医師数に関して、2014 年の人口 1000 人当り、キューバでは、7.5 人、米国で 2.6 人、そして日本では 2.3 人となっており、その医療体制には目を見張るものがある。共産主義国家であるので、医療や教育は、無料であることも特徴である。キューバの人口は、1,134 万人（2018 年）であり、東京都と同程度であるが、感染者数及び死亡者数は、下表のようになっている。

	人口	データ取得日	感染者数	死亡者数	死亡率
キューバ	1,134 万人（2018）	2020.5.2	1,537 人	64 人	4.2%
東京都	1,395 万人（2020.1）	2020.5.2	4,593 人	141 人	3.1%

（出典：キューバ　WHO ホームページ https://covid19.who.int/region/amro/country/cu
東京都　東京都ホームページ https://www.metro.tokyo.lg.jp/tosei/hodohappyo/press/2020/05/02/documents/20200502_01.pdf）

キューバにおいては、感染者数が非常に抑えられていることがわかる。致死率は、日本に比べて高いが、感染者数は、より低く抑制されていることがわかる。

　Newsweek誌の2020年3月26日の記事によると、医療先進国キューバは、米国の経済封鎖にもかかわらず、キューバの医師は、世界の59ヵ国で働いている。そのうち37ヵ国でCOVID-19の感染者がでていて、この37ヵ国の中には、グレナダ、ジャマイカ、ニカラグア、スリナム、ベネズエラなど中南米やカリブ諸国に加え、爆発的感染を起こしたイタリアも含まれている。キューバ外務省は、「キューバで医学を学び、中南米諸国やキューバで研修を受けた医師は、世界に29,000人いて、彼らが、COVID-19との戦いに全力を尽くすだろう」と強調している。

10. 新型コロナウイルス対策

　新型コロナウイルス対策は、国毎に種々実施された。例えば、シンガポールや韓国では、ソーシャル・ディスタンシング（社会的距離）、ドライブスルー方式のPCR検査手法等も駆使した広範囲なPCR検査導入、接触者のIT技術を駆使した徹底的な追跡調査等の管理対策を実施して、感染拡大の阻止に概ね成功した。勿論、管理対策を緩めれば、ウイルスの感染は、再度、拡大する。

　欧州に関しては、種々の対策が3月から開始された。実施された対策として、症例に基づく自己隔離（強制）、社会的距離（推奨）、公的イベント禁止、学校閉鎖命令、都市封鎖命令である。Imperial College COVID-19 Response Team は、評価研究対象国（オーストリア、ベルギー、デンマーク、フランス、ドイツ、イタリア、ノルウェー、スペイン、スウェーデン、スイス及び英国の11ヵ国）に関して、それらの対策を纏めて報告している。

　インペリアル・カレッジ・ロンドン は、ベイズ統計モデル解析により、3月28日時点での統計値を用いて、介入の有無による死者数の比較計算を行った。その結果、3月31日で比較すると、介入があった場合、無い場合に比べて、欧州11ヵ国の死亡者数は、59,000人少なくなると推定される。

	3月28日時点で観察された死亡者数（観察値）	モデルに基づく3月28日での予測死亡者数（介入）	モデルに基づく3月31日での予測死亡者数（介入）	モデルに基づく3月31日での予測死亡者数（非介入）	3月31日時点で回避できた死亡者数　差異
11ヵ国合計	17,787	19,000	28,000	87,000	59,000
（範囲）		(16,000-22,000)	(23,000-36,000)	(55,000-140,000)	(21,000-120.000)

（出典：Imperial College COVID-19 Response Team　30 March 2020
DOI: https://doi.org/10.25561/7773　（一部抜粋））

　また、介入の方法による効果の比較もしている。図からわかるように、ウイルスの有効再生産数を減少されるためには、都市封鎖が非常に効果的であるが、都

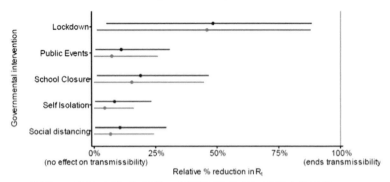

図　Rt（時間ｔにおける有効再生産数）の相対的減少率（95%事後信頼区間）
上線：最初に導入される場合、　下線：後で導入される場合

出典：Imperial College COVID-19 Response Team　30 March 2020
DOI: https://doi.org/10.25561/7773) Imperial College London ホームページより
(https://www.imperial.ac.uk/mrc-global-infectious-disease-analysis/covid-19/)

市封鎖の仕方で、減少率も大幅に変化することを示唆していると思われる。

10.1　クラスター対策

　日本での新型コロナウイルスの感染拡大防止の基本は、新型コロナウイルスの特徴に基づいた「クラスター対策」、及び、感染爆発を抑えるための行動変容である。

　今回の新型コロナ対策に際して、集団感染のリスクが高い状況として、「密閉」「密集」「密接」の３つを挙げている。新型コロナウイルスの集団感染（クラスター）発生を防止するため「外出時に避けるべき場所」として、「３密」を避けるべきであると呼びかけ、首相官邸と厚生労働省が作成公開したチラシでは「３密」を、換気の悪い《密閉》空間、多数が集まる《密集》場所、間近で会話や発声をする《密接》場面としている。「３密」に該当する場所の典型例として、ナイトクラブやバーといったいわゆる「夜のお店」、ライブハウス、カラオケ店などが挙げられ、こうした場所を経由した感染事例が３月末時点ですでに多数確認されていた。東京都は2020年３月30日に都庁で緊急記者会見を開き、ナイトクラブやバーやライブハウス等の「３密」場所の利用を当面控えるよう呼びかけた。緊急事態

宣言解除後も、とくに「夜のお店」での感染事例が相対的に多数を占めていた。

　「3密」を避ける理論的根拠のひとつとして、北海道大学西浦博教授の数理モデルによる解析がある。厚生労働省は、2月25日にクラスター対策班を発足させたが、その背景として、新型コロナウイルスによる感染の流行を早期に終息させるためには、患者クラスター（集団）が次のクラスター（集団）を生み出すことを防止することが極めて重要であり、クラスターが発生した自治体と連携して、クラスター発生の早期探知、専門家チームの派遣、データの収集分析と対応策の検討などを行っていくためとした。クラスター対策班のメンバーである西浦博教授は、「接触を8割減らすことで、対策が長引くことを避け、社会や経済へのダメージを最小限に抑えることができると考えてほしい」と呼びかけた。数理モデルの専門家でもある西浦博教授は、どうして8割減らすことが必要かの根拠を示した。すなわち、新型コロナウイルスに関して、1人が生みだす二次感染者数 R0 の平均値は、推定で2～3人で、ドイツでは、R0 が推定で2.5人である。このドイツの推定値を用いて、1人が生み出す感染者数を1人以下にするためには、60％以上の人が行動制限をすれば理論的には感染拡大を抑えられるはずと計算できた。しかしながら、ハイリスクの場所、例えば、夜の街に踏み込むことの難しさなどを考えて、80％以上の人に行動制限をお願いすることになった。

　さらに、厚生労働省のクラスター対策班のメンバーでもある西浦博教授は、4月15日、外出自粛などの対策を全く取らなかった場合、1人の感染者が2.5人に感染させるというドイツ実効再生産数を用いて計算すると、人工呼吸器が必要な重篤な患者が国内で約85万人（15～64歳で約20万人、65歳以上で約65万人）になり、このうち約半数の約40万人程度が死亡するとの最悪の場合の試算を公表した。7都府県の緊急事態宣言発出から1週間経過して、「80％の接触減」の目標がまだなされていないとの危機感からの発表であった。

10.2　公衆衛生（マスクの効用）

　香港大学の Benjamin Cowling らのグループは、COVID-19 に対するマスクの拡散防止効果があるかどうかを、実験的に同種のウイルスを用いて検討した。季節性ヒトコロナウイルス、インフルエンザウイルス及びライノウイルスを用いて、マスク（使用したマスクは、外科用フェースマスクで、Kimberly-Clark 社

使用ウイルス	小滴粒子（>5μm）			エアロゾル粒子（≦5μm）		
	外科用フェースマスク無し	外科用フェースマスク着用	p値	外科用フェースマスク無し	外科用フェースマスク着用	p値
	検出数／検体数（%）			検出数／検体数（%）		
Coronavirus	3/10（30%）	0/1（0%）	0.09	4/10（40%）	0/1（0%）	0.04
Infl uenza virus	6/23（26%）	1/27（4%）	0.04	8/23（35%）	6/27（22%）	0.36
Rhinovirus	9/32（28%）	6/27（22%）	0.77	19/34（56%）	12/32（38%）	0.35

p値：フィッシャーの両側正確確率検定

表　外科用フェースマスクの有無による各種ウイルスの検出割合比較
（出典：B.J. Cowling ら、Nat Med (2020).）

カタログ番号 62356）が、急性呼吸器疾患を有する小児及び成人の呼気と咳に対する効果を調べた。その結果、外科用フェースマスクは、インフルエンザウイルス RNA の呼吸器の飛沫（粒径 5 μm以上）やコロナウイルス RNA のエアロゾル（粒径 5 μm以下）中での検出を有意に減らし、さらに、コロナウイルス RNA の呼吸器の飛沫中の検出が減少する傾向も合わせて認められた。

　この結果から、外科用フェースマスクは、症候を有するヒトからのヒトコロナウイルスやインフルエンザウイルスの伝播を予防できることが明らかとなったと報告している。

　WHO は、今まで、感染症予防にマスク着用を推奨してこなかったが、これらの報告及びマスク着用の習慣のある日本、香港などでの感染率の低さも勘案して、マスクを、1）健康な人が、新型コロナウイルス感染が疑わしいヒトをケアする場合、2）自分で咳や鼻水がある場合に、使用するようにと言っています。但し、マスク着用は、アルコール消毒や石けんでの頻繁な手洗いと組み合わせて初めて効果があることも言っている。そして、6 月 5 日、WHO は、「市中での感染が広がっている地域」で、「他人との身体的距離を取りにくい場合」はマスク着用を推奨し、方針転換した。

　また、抗インフルエンザウイルス薬アビガン（ファビピラビル）の開発者としも知られている白木公康富山大学名誉教授は、マスクの使用は、吸気の湿度を保ち、気道粘膜の乾燥を防止し、絨毛運動の保持に有用であると述べている。結果として、新型コロナウイルス等のウイルスを気道の途中で補足できる効果もあると考えられる。

　感染拡大防止におけるマスクの効用に関して、Renyi Zhang らから報告が

あった。強制的なマスク着用の有無で、武漢、イタリア及びニューヨーク (NY) で、COVID-19 の感染拡大を防止できたかどうかの解析を行った。その結果、マスク着用のみで、イタリアでは 7.8 万人以上、NY では 6.6 万人以上の感染者数が減少したと予測できた。イタリア及び NY では、マスク着用前に、ロックダウンやソーシャル・ディスタンシング対策が実施されたが効果は乏しかった。これに対して、マスク着用とロックダウンを同時に実施した武漢では、感染拡大が抑制できた。これらの結果から、COVID-19 の感染拡大のドミナントな経路は、空気感染で、マスク着用がその感染防止対策として、最も有用な手段であることが明らかとなった。

　ウイルス感染防止に対してマスク着用が効果的かどうかに関しては、いろいろな見解が示されている。英国オックスフォード大学の Trisha Greenhalgh 教授らは、COVID-19 危機での公衆に対してのフェースマスク着用の論文において、重要なメッセージとして、「1) 予防的な原則として、念のため、明白な証拠が無くても、時に、行動しなければならない、2) マスクが一般大衆の中で COVID-19 の感染を減少させられるかどうかは、議論の争点ではある、3) 限定的な防護でも、COVID-19 の感染をある程度予防できるであろう。そして、4) COVID-19 は、このように相当な脅威であるので、公衆の中でのマスク着用は、推奨される」と勧告している。米国 CDC も、同様に、公共の場において、布のフェースカバリングの使用の推奨をしている。勿論、6 フィート (180 センチ) のソーシャル・ディスタンシングの維持も重要であると述べている。さらに、マスク着用の効果に関して、査読前の論文ではあるが、無作為化比較試験の結果に基づいて言えば、感染者と感染していない人がフェースマスクを着用していれば、通常のコミュニティーでの接触からの第一次的感染はわずかではあるが予防でき、家庭内での感染予防も中程度にできると結論できるだろうと報告している。

　韓国 Usan 大学・医学部の Seongmun Bae らは、マスクが新型コロナウイルスの伝播を阻止できるかの検討を、4 人の患者で、行った。結果として、外科用マスクも布マスクも、感染患者の咳を通しての SARS-CoV-2 を防げない可能性が示唆された。SARS-CoV-2 患者が咳をする時に生成されるエアロゾルのサイズや濃度は知られていないが、Oberg と Brosseauha は、外科用マスクは、直径が 0.9、2.0 及び 3.1 μm のエアロゾルに対しては、フィルター性

能を十分に発揮しなかったことを報告した。また、台湾・逢甲大学のLeeらは、0.04から0.2μmの粒子は、外科用マスクを通ってしまうことを示している。2002年から2004年にアウトブレイクしたSARS-CoVのサイズが0.08から0.14μmと推定されているので、このSARS-CoV-2のサイズもSARS-CoVと同様であるとすると、外科用マスクは、SARS-CoV-2を有効にフィルターすることは出来ないと思われると推察している。

このように、マスクの有効性に関しては、議論のあるところであるが、欧米でも、今まで、マスク着用の習慣は無かったが、CDCの推奨にもあるように、世界の人々が一斉にマスクを着用し始めて、主たる製造場所である中国からのマスク争奪線が始まった。ちなみに、中国の1日のマスク生産は、2020年1月まで、2,000万枚程度であったが、4月には、2億枚までに跳ね上がっている。これに伴い、原材料も高騰して、中国誌の環球時報は、4月20日時点で、材料である不織布の価格が1トン（マスクが2万枚製造できる量）で70万元（約1060万円）と、半年前の40倍の価格になったと報じている。

新型コロナウイルスが2020年に1月に日本で初めて報告されてから、1週間以内で、ドラッグストア等マスクを販売している、ほとんどの店頭から、マスクが消えた。独立行政法人経済産業研究所の発表資料によると、不織布マスクの国内生産比率は、2018年で、20%で、輸入先は、中国等アジアが中心であるが、中国からの輸入比率が圧倒的に高く、77%となっている（2019年度）。日本での約55億枚のうち、約44億枚の80%程度が輸入品である。

全世界に拡大した新型コロナウイルスにより、マスク等の衛生製品の不足が顕在化して、とくに、マスクにおいては、日本では、長期にわたる店頭への陳列が姿をけすことになった。

新型コロナウイルス感染がパンデミックになり、中国に依存する日本でのマスク不足は深刻で、厚生労働省は、とうとう、2020年4月10日、「N95マスクの例外的取扱いについて」と題する事務連絡を行う事態にまで追い詰められた。その内容は、「今般、新型コロナウイルス感染症の感染拡大に伴い、N95マスクの需要が高まっております。こうしたことを受けて、使い捨てとされているN95マスクについて、再利用するなどN95マスクの例外的取扱いにより効率的な使用を促進する際の留意点等について、別添のとおり取りまとめました。」

との内容であった。

　ところで、Free Malaysian Today (2020 年 4 月 20 日付) によれば、N95 マスクの発見者は、マレーシアのノーベル賞候補でもあった Wu Lien Teh 医師であった。N95 マスクは、COVID-19 パンデミックの前線で戦っている医療従事者の安全性の維持にとって重要な道具であり、非常に貴重である。多くのマレーシア国民は、世界中で探し求められていた N95 マスクが実際はマレーシア人の医師によって作られたものとは知らない。Wu 医師は、マレーシアのペナンで生まれ、後に N95 マスクとなるフェースマスクのデザインをした。1935 年には、ノーベル医学賞にノミネートされた。その当時、彼は、ケンブリッジの学者で、医学の分野での医学的知識及び彼の貢献が非常に評価されていた。彼の多くの仕事は、中国でなされ、1910 年の疫病のアウトブレイクの間、中国の北部地区で働いた。その時分、彼が哈爾浜（ハルビン）の駅に着いたとき、おおよそ 6 万人の人々がその疫病に倒れた。その疫病が如何に振る舞うかを理解する必要があるので、疫病の犠牲者の前例の無い死体解剖を実施した。この解剖を通して、その流行病は、その時、信じていた通り、ノミに感染したネズミよりも、むしろ体液で伝播した肺炎の疫病によって引き起こされていることを発見した。最初、彼の発見は、懐疑的に見られ、そして、彼が比較的若くそしてやかましいマンダリン語を話したことは手助けにはならなかった。その疫病の拡散に立ち向かうためには、Wu 医師は、綿とガーゼの重ねを用いた N95 マスクの原型となるマスクを見せたが、彼の同僚たちは、再び、彼のマスクを真面目に付けるのを嫌がった。あるフランス人の医師、Gerald Mesny 医師は、人種差別的に、"われわれは、中国人から何を期待することができるんだ" といいながら、彼を解雇した。Mesny 医師は、マスク着用無しで、病院に仕事に行き、そして、彼自身、その疫病に罹患して、まもなくして、死んでしまった。最初の頃の懸念の後、Wu 医師のマスクは実際効果的であることがわかった。安くて便利なデザインであるため、直ぐに作ることができた。そのマスクは、1918 年のスペイン風邪のアウトブレイクの間、何物にも代えがたい保護具であることがはっきりした。今日の移動制限命令と同様に、Wu 医師は、移動旅は、その地域全体で、制限されるように推奨し、鉄道会社に運行を停止するように求めた。彼は、それから、疫病の犠牲者に、その流行病がさらに伝播するのを避けるために、火葬を命

じた。その結果、ハルビンの人々は、翌年、疫病を逃れて、旧正月を祝うことができた。-

10.3　外出制限
　新型コロナウイルスの感染拡大防止策のひとつとして、外出禁止や強硬なロックダウン（都市封鎖）等が、種々の国で行われている。

10.4　都市封鎖（ロックダウン）
　中国武漢市は、2020 年 1 月 23 日から 4 月 8 日までの 76 日間に渡り、厳格な都市封鎖（ロックダウン）政策を実施した。武漢市内外を結ぶ交通手段はすぐさま遮断し、公共交通機関の運行を停止し、自家用車の使用も禁じた。その後まもなく、外出禁止令も出された。移動制限を含む前例の無いこのような介入が、中国における COVID-19 の拡散にどのように影響を及ぼしたかに関して、ハーバード大学医学部の Kraemer らが、百度（バイドゥ）社からのリアルタイムのヒトの移動データを、各省からの疫学的データと共に、解析をした。介入は、診断検査率の改善、臨床的管理、感染が疑われるヒト、感染確定者及び接触者の迅速な隔離、渡航（移動）制限（以下、防疫線（Cordon Sanitaire）という）を含む。介入を開始した 1 月 23 日以降、移動スケール指数（図 a）は、2019 年との比較でもわかるように、急激に減少している。図 b では、地図上で視覚的に見ると、ヒトの移動制限が確実におこなわれていることがわかる。武漢市における毎日の発生率と武漢以外の省での発生率の相関から（図 c）、武漢市での発生は、武漢以外での発生に比較して 2 月 2 日から、劇的に減少していることがわかる。結論として、「中国で実施された徹底的な管理対策が、COVID-19 の拡散を実質的に軽減した」と報告している。3 月 19 日には、武漢市住民の感染事例はゼロとなった。
　中国・武漢市でのロックダウン政策で、ほぼ新型コロナウイルス感染拡大を制圧できたことが、押谷仁東北人学教授の資料からも、明確に読み取れる（図：中国の戦略）。
　英国インペリアル・カレッジ・ロンドンの数理疫学者である Ferguson 氏は、2020 年 3 月 30 日に、欧州 11 ヵ国の COVID-19 に対する感染者数及び非

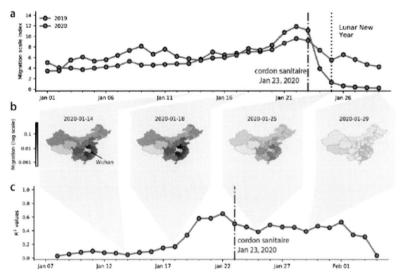

図　中国における COVID-19 感染爆発でのヒトの移動、ウイルス拡散とその同期

図 a：百度（バイドゥ）社からのリアルタイムのヒト移動のデータ、武漢市からの移動制限と大規模な管理対策が
2020 年 1 月 23 日に実施された。平滑な線：2019 年のデータ、2020 年 1 月から急激に減少している線：2020 年データ。
図 b：武漢市から他の省への相対的移動
図 c：ヒト移動度で加重された、武漢市での毎日の発生率と武漢市以外のすべての省での発生率の相関の推移
　（出典：Science 25 Mar 2020　Moritz U. G. Kraemer 他：　DOI: 10.1126/science.abb4218）

医薬的介入の効果の予測を発表した代表者であるが、英国での各種の対策がなさ
れた効果を数理統計モデルで、解析している。英国では、対策前は、Rt が、3.5
～ 4 程度であったが、自己隔離対策の後、3.2 ～ 3.5 程度に減少し、ソーシャル・
ディスタンシング対策の後で、2.9 ～ 3.2 程度に減少し、学校休校対策の後で、
2.4 ～ 3 程度に、そして、最終の公的イベント禁止及び完全なロックダウン対
策後に、0.8 ～ 1.6 程度まで抑えられると、数理統計モデルは示した。
　その後、インペリアル・カレッジ・ロンドンの Flaxman らは、11 ヵ国で導
入された、上記の外出制限などの感染拡大防止対策により、2020 年 5 月 4 日
時点で、実効再生産数 Rt を 1 以下に抑え、流行をコントロールするのに十分で
あったと述べ、結果的に、11 ヵ国で、3.1 百万人（2.8 百万人～ 3.5 百万人）
の死亡者を回避できたと計算している。

中国の戦略

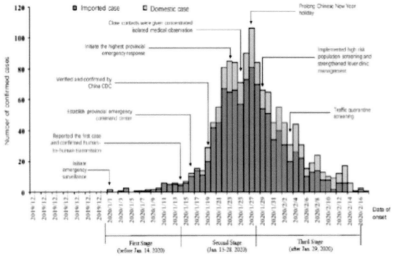

Report of the WHO-China joint Mission on Coronavirus 2019(COVID-19)

中国では、武漢の都市封鎖・外出を厳格に制限・人が集まることを制限することでウイルスをほぼ完全に制御

（出典：NEJM. January 29, 2020 DOI: 10.1056/NEJMoa2001316、
東北大学大学院医学系研究科・押谷仁（2020 年 3 月 29 日暫定版）https://www.jsph.jp/covid/files/gainen.pdf）

　また、米国カリフォルニア大学バークレー校の Hsiang らは、非医薬的な介入で、COVID-19 の感染拡大をどの程度抑制することができたかどうかの計算を行った。ローカルな地域の、そし国家的な非医薬的介入に関して、中国、韓国、イタリア、イラン、フランスそして米国において実施した 1,717 の対策を分析した。結果として、2020 年 4 月上旬までに対策を何もしなかった場合、初期の COVID-19 感染は、イランを除いた場合、毎日約 38％の割合で指数関数的に増加した。そして、この 6 ヵ国全体で、介入により、62 百万人の感染確定症例を防止または遅らせることができた。この数値は、5.3 億人（内訳は、中国で、2.85 億人、米国で 0.6 億人、イランで 0.54 億人、そして、残りの 3 ヵ国で 1.32 億人）の感染者の増加を抑えたことを意味する。

　中国のロックダウンに関して、An Pan らは、ある種の対策がなされた場合の、ある時間 t での感染拡大の能力 Rt を推定して、中国武漢市で講じられた対策を分析した。

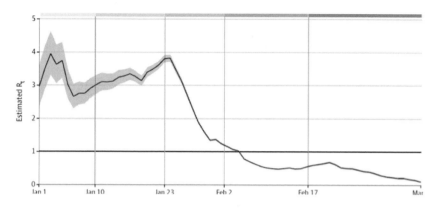

図　中国・武漢市での COVID-19 確定患者に基づく実効再生産数（Rt）の推定

1月1日〜10日：強力な介入が無い早期
1月10日〜23日：強力な介入が無く、大量な移動時期
1月23日〜2月2日：都市封鎖、通行止め、自宅隔離の対策時期
2月2日〜17日：集中的隔離及び治療、改善された医療資源の時期
2月17日〜3月8日：駐中的隔離、全般的症状調査時期

出典：JAMA ホームページより（https://jamanetwork.com/journals/jama/fullarticle/2765665）

　ウイルスの拡散の指標としての R0 は、最初の感染者から次の感染者に何人感染させるかの人数の推定値であるが、実効再生産数（Rt）は、ある集団である時間（ t ）において代表的な最初の症例患者から生成される 2 番目の症例患者の平均的な数である。図では、感染の潜伏機関が 5 日間として、5 日移動平均で、全ての期間の Rt の計算を行っている。Rt が 1 以下になれば、感染防御対策が継続される限り、アウトブレイクはコントロール下にあると言える。中国・武漢市の場合、最初の時期では、Rt は変動しているが、2 番目の時期には、Rt は、徐々に上昇して、1 月 24 日に、Rt が 3.62 と、ピークになり、それ以降は、下降している。Rt が 1 以下になったのは、2020 年 2 月 6 日で、3 月 1 日には、0.3 以下となった。因みに、Rt は、公衆衛生の介入を評価するためには、異なった設定の下で、理想的には、定期的にかつ頻繁な間隔で、定量化されなければならない。

　この中国での強硬な感染拡大防止政策に関して、Thomas Inglesby は、この中国での対策で、何ヵ月もの移動の制限や施設への強制隔離などは、各国の社会的実際的に受入可能では無いであろうと述べているが、ビジネス閉鎖、休校そし

て集会の禁止などは、実質的に社会的な相互作用を低下させているので、これらの政策は、ソーシャル・ディスタンシング介入政策の核心部分となったと述べている

　このように、数理モデルを用いた予測は、各国の政策決定に対して、非常に重要である。例えば、日本の場合では、数理統計モデルの専門家でもある厚生労働省コロナウイルスクラスター対策班のメンバーである西浦博教授が、外出自粛で、80％の接触を抑えれば再生産数 R が 1 未満になるとの数理予測データから、東京都の政策決定に科学的根拠を与えたことは記憶に新しい。但し、これらの数理モデルでの予測の前提条件が、時間の経過と共に、それに用いているパラメーターの種類及び仮定値（データの細分化も含む）も、変化しうるので、その予測の前提条件も十分に加味したデータ解釈が必要であるのは論を待たない。

10.5　ソーシャル・ディスタンシング（社会的距離）

　COVID-19 感染防止の手段のひとつとして、ソーシャル・ディスタンシング（社会的距離）がある。

　ソーシャル・ディスタンシングなる言葉は、その訳語も含めて、筆者を始め、恐らく、読者諸氏にも、今回、初めて耳にする言葉ではなかろうかと思う。東京大学大学院工学系研究科建築学専攻の元教授である西出和彦氏は、下記のように説明している。

　1966 年に文化人類学者のエドワード・ホール氏が人との距離を、intimate, personal, social, public の４つに分類して「4ft から 12ft（1.2 mから 3.6m）」の間を social distance と名付けた。それを動物学者で京大の日高敏隆氏が「社会距離」と翻訳した。西出氏も、社会距離という言葉を使っていましたが、はっきりいって、ちょっと日本語の「社会」とは違うなと思っていたとのことです。要は social distance は親密な personal distance よりも遠く、かといって public distance ほどでもない、いわば「つかず離れず」の距離だと思います。西出氏は、日本人に対する調査実験の結果、メートル整数に丸めて 1.5m ～ 3m の距離が social distance に相当すると考えている。「パーソナルスペース」を検索すると西出氏の説も含めての記述があるが、これはあくまで心理的な距離であり、飛沫の届く距離とは関係ないとのことである。そして、エド

ワード・ホール氏は、社会距離は、・筋覚として、「手を伸ばしても相手に届かない距離」、「温熱感覚は伝わらない距離」「嗅覚は感じられないが、足臭は届く距離」というようなことも述べていると、西出氏は、解説している。

さて、厚生労働省は、「新型コロナウイルスは飛沫感染と接触感染によりうつり、重症化すると肺炎となり、死亡例も確認されているので注意しましょう。とくにご高齢の方や基礎疾患のある方は重症化しやすい可能性が考えられます」とパンフレットに述べている。

「飛沫感染は2m離れると感染しないとされている。オープンエアでは、2mまで到達する前に、エアロゾルは乾燥し、感染性を失うからである」と白木公康富山大学名誉教授は述べている。

英国ケンブリッジ大学の数学者 Adhikari 氏らは、ソーシャル・ディスタンシング政策の具体的対策策定に関しては、その国の年齢構成も加味して検討をしなければならないとの報告（査読前）をしている。年齢構成を含めた SIR モデル（感染症の短期的な流行過程を決定論的に記述する古典的なモデル方程式で、S（Susceptible：感染症に対して免疫を持たない者）、I（Infectious：発症者）、R(Recovered：感染症から回復し免疫を獲得した者) から構成され、人々の個体数の経時的な疾患動態を説明する）を用いて、検討した。緩和的ソーシャル・ディスタンシング政策を用いた場合のCOVID-19の流行を予測した。4つのケースで予測した。1) 3月25日から21日間ロックダウンをした場合は、その後の再増加の防止はできない、2) 同様に、21日間のロックダウン、そして、5日間の停止、そして再度28日間のロックダウンの場合も、再増加の防止はできない、3) 3回のロックダウン（それぞれ、5日間の停止）の場合、10症例以下にできる、4) 49日間のロックダウンの場合、10症例以下にできる（下表）。

	Case 1	Case 2	Case 3	Case 4
Mortality	2727	11	8	6

出典：arXiv より（https://arxiv.org/pdf/2003.12055.pdf）

したがって、新型コロナウイルスの感染を防ぐためには、ソーシャル・ディスタンシングが重要な行動様式のひとつとなることが理解できる。但し、現実的には、通常の日常品や食品類の買い物で、ショッピングセンター等で、2mの距離

を保つことは現実的ではなく、実際には1m強程度の距離になると思われるので、その他の感染防護の手段、例えば、マスク着用等との併用となる。

10.6　感染防止のための一般的助言

　国立予防衛生研究所・ウイルス製剤部・元室長で北里大学医療系研究科元客員教授の小長谷昌功氏は、以下のような助言をしている。病院や老健等の施設内の清掃消毒は極めて重要で、病院内での汚染分布については知っておく必要がある。あとウイルスは全身で増殖するので糞便尿にも含まれる故、公衆トイレ（とくに便座）でも感染する可能性がある。都心の繁華街の道路（特に日陰）は韓国のように消毒してないと思われるので、感染源になり得る。「3密」を避けるのは必要な原則ですが、ともかく全ての継続は大変で、どの程度にするのかが課題である。マスクは完璧な感染予防効果は期待できませんが、感染者からの拡大抑制は十分期待できます。それからマスクによって鼻、口の近傍を手による接触を抑制できます。各人が敵 (ウイルス) の特性を知って工夫して感染防御することが大切です。日常的に頻繁な手洗い、口腔内を歯磨き、うがい、それから喉の消毒等、上気道でのウイルス増殖抑制、感染しても洗いながして、増殖サイクルを可能な限り抑制すれば、肺に到達するまでの時間稼ぎの結果、免疫力の頑張りに期待できる、とアドバイスをしている。

11. 日本経済及び世界経済への影響

　国際通貨基金 IMF（International Monetary Fund）のギータ・ゴピナート氏（IMF 経済顧問兼調査局長、公職就任のため、ハーバード大学経済学部を休職中）は、2020 年 4 月 14 日、「大封鎖」大恐慌以来最悪の景気後退と題した見解書・論評を発表した。

　新型コロナウイルスのパンデミックにより、多くの人命が失われ、各国が独自の感染拡大防止対策を実施するなか、世界を「大恐慌」と呼べる状況に陥れている。世界のほとんどの国で、感染症のパンデミックとそれに対する感染拡大防止対策が 2020 年の第 2 四半期（4 〜 6 月）にピークに達し、2020 年後半に徐々に収束すると仮定した場合、IMF は 4 月の「世界経済見通し（WEO：World Economic Outlook）の中で、世界の実質 GDP（国内総生産）で見た場合、マイナス 3%に落ち込むと予測した。パンデミックの前の 2020 年 1 月の WEOの 6.3%から大きく下方修正する見通しとなった。世界金融危機（2007 年〜2010 年）（2007 年に顕在化したサブプライム住宅ローン危機を発端としたリーマン・ショックと、それに連鎖した一連の国際的な金融危機）を遙かに上回る、世界大恐慌（1929 年 9 月 4 日頃からアメリカの株価の大暴落から始まった、世界的な経済恐慌）以来最悪の景気後退となる。世界大恐慌では、1929年から 1932 年の間に、世界の GDP は推定 15%減少した。世界金融危機でも、2009 年の実質 GDP の増減率は、マイナス 0.1%であった。5 月 12 日、IMF のゲオルギエバ専務理事は、2020 年の世界経済成長率は上述した 4 月の見通し（前年比マイナス 3%）を、下方修正する可能性が高いことを示した。

　IMF の予測では、2020 年、米国で、マイナス 6.5%、日本で、マイナス 5.2%となっている。中国、インド等は、かろうじて、GDP の増減率は、プラスになっている。

　次図において、2021 年の回復は、ある前提、すなわち、パンデミックが

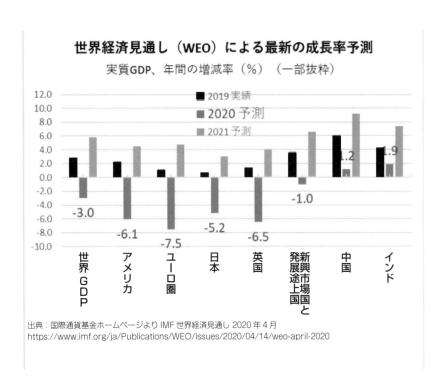

世界経済見通し（WEO）による最新の成長率予測

実質GDP、年間の増減率（%）（一部抜粋）

■ 2019 実績
■ 2020 予測
■ 2021 予測

-3.0
-6.1
-7.5
-5.2
-6.5
-1.0
3.2
1.9

世界GDP　アメリカ　ユーロ圏　日本　英国　新興市場国と発展途上国　中国　インド

出典：国際通貨基金ホームページより IMF 世界経済見通し 2020 年 4 月
https://www.imf.org/ja/Publications/WEO/Issues/2020/04/14/weo-april-2020

2020 年後半に収束し、世界中で実施されている政策行動が、広範囲に及ぶ企業倒産、失業の長期化、金融システム全体のストレスを防ぐのに効果を発揮すると仮定した場合、世界全体の実質 GDP は、2021 年に、5.6%まで回復すると予測できると述べている。パンデミックによる 2020 年から 2021 年の世界GDP の損失は、合計 9 兆ドルに達する可能性があり、この額は、日本（2018年：4.97 兆ドル、548 兆円）とドイツ（2018 年：3.948 兆ドル）の GDPの合計を上回る。以上述べたシナリオは、ベースライン・シナリオで、公衆衛生危機の持続期間や厳しさは不確実性が高いので、IMF は、別のより厳しいシナリオも検討している。

　中国国家統計局が 2020 年 4 月 17 日に発表した 2020 年 1 ～ 3 月の国内総生産（GDP）は、物価の変動を除いた前年同期と比べて 6.8%の減少であった。2019 年 10 ～ 12 月（プラス 6.0%）から大きく落ち込み、四半期の成長率としては、1992 年の統計開始以降、初めてのマイナスであった。新型コロナ

ウイルスの感染拡大で、1月から2月の経済活動が、全面的に停止した結果である。

　米国では、2020年の第1四半期のGDPの速報を発表した。2020年3月30日付けのBBCニュースによると、アメリカ商務省は、2020年1〜3月期（Q1）の国内総生産（GDP、速報値）が年率4.8%縮小したと発表した。アメリカでは、3月時点では本格的な行動制限が実施されていなかった。2020年3月半ば以降、失業者が増加し、4月30日時点で、既に2600万人を超えた。因みに、米国での16歳以上の就労可能な人口は2億6000万人で、2020年2月時点で、労働者の数は、約1億6,500万人であることを考えると、4月末時点での失業率は、約16%となる。第2四半期GDPの予想として、11.8%の減少となっている（米国CBO：Congressional Budget Office）。この数値は、Bush政権時代のリーマン・ショック時の減少よりも大きく下がることを意味する。

・損害賠償

　英誌デイリー・エクスプレス（2020年4月9日）は、英外交シンクタンク「ヘンリー・ジャクソン協会」による報告書を紹介した。同協会は、中国が被害を最小限に抑えるための国際的責任を怠ったとして、英国政府は、中国に賠償を求めるべきだと進言した。4月時点における英国の被害予想額は、3,510ポンド（約47兆円）である。日本や米国も含む先進主要7ヵ国（G7）の被害予想総額は、3兆2,000億ポンド（約430兆円）と推定している。

12. 見えざる新型コロナウイルスからの教訓

12.1　ドイツ：危機管理能力の高さ

　ドイツ在住のジャーナリストである熊谷徹氏が、今回の新型コロナウイルス感染拡大防止に関するドイツの危機管理体制に言及している。その記事の中で、4月20日時点でのドイツでの新型コロナウイルス感染者数は、約14万5千人と、スペイン、イタリアに次いで、欧州で3番目に多かった。しかしながら、死亡率で比較すると、ドイツが3.2%で、他の国々、フランス12.8%、イタリア13.3%、英国13.3%、スペイン10.3%と比較しても桁が違っていた。この理由として、医療体制が整備されていたことがある。2020年3月時点で、ドイツでは、人工呼吸器付の集中治療室(ICU)が2万5,000床あり、人口10万人当り、29.2床で、イタリア12.5床、スペイン9.7床に比べても、2-3倍である。ちなみに、日本では、日本集中治療学会によれば、5床である。ドイツでは、その後、ICUを増やし、4月17日時点で、約4万床までになっている。さらに、ドイツでは、PCR検査に関して、当初から1日5〜6万検体のPCR検査を行い、4月12日時点で、約173万件の検査を実施していた。イタリアが約131万件、英国が約37万件、フランスが約46万件、そして、日本が約17万件であった。ドイツの人口が約8,300万人、日本が12,650万人であることを考えると、如何にドイツでの検査体制が整備されていたかがわかる。どうして、ドイツでは、今回のパンデミックに対する備えができていたのかに対するひとつの理由として、ドイツ連邦政府とウイルス学者が、未知のコロナウイルスによる多数の死者が出る事態をシミュレーションしていたからと述べている。ドイツのロベルト・コッホ研究所（RKI：日本の国立感染症研究所に当たる）や連邦防災局などが、「2012年防災計画のためのリスク分析報告書」を、2012年12月10日に作成し、翌年1月3日に連邦議会に提出していた。この文書では、2002年に、香港、中国、カナダで広がったSARSウイルスに似

た架空の変種 SARS（Modi-SARES）を想定して、国家レベルの対策のシミュ
レーションを行っていたとある。このシナリオで描かれた内容は、今回起こった
新型コロナウイルスとほとんど同じ挙動であったとのことである。但し、致死率
を SARS と同程度の約 9.6％の数値を使っていたため、今回の 3.2％とは、か
なり異なっていた。したがって、感染者数は、非常に多いが、イタリアやスペイ
ンのような医療崩壊には至らなかった。ドイツにおける高いリスク意識と法規的
な準備が如何に重要であるかと熊谷氏は、結んでいる。

　今回のコロナ対策の出口戦略が如何に難しいかは、ドイツでも、規制緩和の方
向に舵を切った途端に、また、感染者数が増加に転じた。メルケル首相が、5 月
6 日に、ロックダウンを段階的に緩和していくことを発表したが、ドイツ政府の
公衆衛生研究機関であるロベルト・コッホ研究所は、5 月 10 日に、1 人の感染
者が何人に感染を広げるかを示す「再生産数」が 1.1 に上昇したことを明らか
にした。今後の緊急事態宣言の解除のあり方も、心理行動学も踏まえて、検討し
なければならないことの教訓となった。

12.2　韓国：公衆衛生維持のための監視社会とプライバシー

　韓国での COVID-19 感染者数の推移は、下図の通りである（WHO 資料）。

　韓国では、2020 年 1 月 20 日に最初の患者の報告があり、2 月 20 日から
29 日の間で、急上昇した。その後、新規な感染者数は、激減している。出入国
管理、ロックダウンや道路封鎖などの強硬手段を行使しない代わりに、追跡、検
査そして対応の戦略を開始した。これは、2015 年の MERS アウトブレイクの

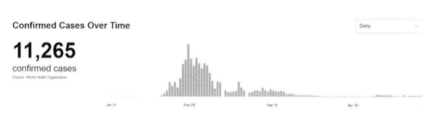

図　韓国での感染者数推移　（出典 WHO データ 2020.5.8 時点）

経験の後で行った周到なる準備があったからこそ、可能となった。この2015年のMERS問題で、CDPCA（感染症予防管理法令）の改訂を行った。この改正法令の下では、健康福祉省や韓国CDCを含む当局は、重症感染症がアウトブレイクした時には、感染者や感染が疑われる人に対して、7つの範疇でのデータを集積し、プロファイル化し、そして、共有できることになった。7つの範疇のデータとは、モバイル機器等で得られる位置情報、個人特定情報、医学的処方的記録、出入国管理記録、クレジット、デビッド及びプリペイドカードのカード取引データ、公的交通機関の移動記録、そして、有線テレビ（CCTV）映像を含んでいる。韓国のITシステムは、これらのデータをほぼリアルタイムベースで、疫学調査研究者に伝達することができる。PCR検査の徹底、そしてIT技術を駆使した個人追跡データ取得で、韓国は、感染を押さえ込むことができた。このように、韓国は、感染が疑われる個人や感染者と接触した個人の追跡のための最先端の情報技術（IT）システムを最大限に駆使した。4月21日時点で、10,683人確定感染者数と237人の死者となっているが、ほぼ感染拡大を防止することができた。しかしながら、この追跡戦略を含むプライバシーに対する大きな懸念が湧き上がった。感染拡大を防止することはできたが、プライバシーに関する議論も湧き上がったが、感染者個人に関する公的部門内及び医療専門家の間でのデータ共有は疫学的なベネフィットを与えるものである。COVID-19のような非常に感染性の高い疾患の拡散を封じ込めるには、初期の対応が重要である。統合されたITシステムを使えば、疫学研究者が全体の追跡過程を自動化することができて、必要資源を保全することができた。韓国は、多くのパンデミックと対峙しているので、データを収集して共有することは、正当化できたわけである。この前例の無いアウトブレイクが終わった後に、法的システムは、データが悪用されるのを避けるために、個人レベルのデータよりもむしろ集積されたデータの使用を促進するように、さらに改良されるであろう。例えば、感染者個人の正確な情報を公に開示するよりもむしろ、詳細さを幾分欠いたデータが、追跡及び隔離に対して同等の効果を持てる範囲で、公開されるであろう。合法的なプライバシー配慮をもちながら、検査、追跡、そして隔離すべき情報に対する必要性のバランスを取ることが欠かせない。韓国での経験により、医学的及び非医学的な幅広いデータを、感染性の高い疾患の拡散を封じ込める過程で、集積することができるITシ

ステムの有用性が証明された。この過程で、法的かつ技術的インフラ構造が、決定的な影響要素として機能したが、同時に、使われた手段で、例えば、私権に関わるような有害作用も認められた。取られた手段の効果を犠牲にすることなく、感染者個人のプライバシーをより良く保護できるような、さらなる改善が必要である。

12.3 スウェーデン：集団免疫の理論の行方（自主的行動）

　北欧の主な国の 2019 年の人口は、スウェーデンが、1,023 万人、フィンランドが、551 万人、デンマークが、580 万人、そして、ノルウェーが、532 万人である。スウェーデンの COVID-19 による死亡率は、ノルディック近隣諸国に比べて、より高くなっている。100 万人当りの死亡率は、スウェーデンが 131 人、デンマークが 55 人、フィンランドが 14 人である。デンマークやフィンランドは、ロックダウン対策を講じている。しかしながら、スウェーデンでは、50 人以上の集会禁止等を国民に要請はしているが、学校、レストラン、ジムなどは営業を続けていて、ロックダウンなる強攻策は採っていない。4 月 20 日時点で比較すると、スウェーデンでは、感染者数が 14,000 人を超え、1,580 人が死亡、ノルウェーでは、7,100 人以上が感染し、181 人が死亡、フィンランドでは、3,800 人以上が感染し、94 人が死亡している状況である。英国 Nature 誌にスウェーデンの公衆衛生機関の疫学者で、スウェーデンでの政策立案者である Anders Tegnell 氏が自国の政策に関する見解を述べた。現在の政策に対しては、厳しい批判があり、22 人の高名な科学者は、現在の公衆政策は失敗しており、より強硬な政策段階に進むように公衆衛生当局を批判していた事

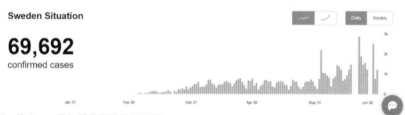

図　スウェーデンでの感染者数推移
（出典：WHO ホームページ 2020 年 7 月 3 日時点）　https://covid19.who.int/region/euro/country/se

実もある。感染症に対するスウェーデンの法律は、大部分、自発的な対策を自己責任において行うのが基本となっている。国民は、疾患を拡散させない責任があると明文化されていて、現行法で、スウェーデンの都市を閉鎖する法的根拠はそれほど無いので、この自主性、自己隔離や自己責任の下で、ソーシャル・ディスタンシング、在宅勤務、高齢者との接触を極力避けることなど、感染防止のための自主的な行動を取った。この背景には、高福祉社会を実現した政府に対する国民の厚い信頼があることも、自主的行動の背景にあると思われる。Tegrell 氏によれば、現在の新型コロナウイルスについてあまり知らないし、毎日、われわれの行動とともに学んでいる状況下なので、戦略の科学的根拠に関して述べるのは難しいことではあると述べている。閉鎖、ロックダウン、国境封鎖などは、Tegrell 氏の見解では、歴史的科学的な基礎が無い。そして、いくつかの EU 諸国は、これらの政策前後の解析結果を公表しているので、その効果を調べて見たが、何も参考になるものが無かった。彼の見解では、国境封鎖は、COVID-19 が今や全ての欧州諸国に存在する以上、全く馬鹿げたことであり、われわれが、今、行わなければならないことは、スウェーデン内での移動を、もっと注目することである。スウェーデンにおいて、近隣諸国に比べて高い致死率が見られるが、これは、高齢者ケア施設での集団感染が起こってしまったことが背景にあり、この高齢者ケア施設が現時点での最大の議論事項である。いずれにしても、現行のスウェーデンでの対策である自主的行動で、感染拡大を乗り越えられると言い切っている。

　しかしながら、2020 年 5 月 1 日付けの Newsweek 誌は、「"集団免疫"作戦のスウェーデンに異変、死亡率がアメリカや中国の 2 倍超に」と題した記事を配信した。5 月 1 日は、感染者数 21,092 人、死亡者数 2,586 人で、死亡率は、12.2%。米国で、約 5.8%、中国で、約 5.5%と比べると、2 倍以上の死亡率である。カロリンスカ研究所のセシリア・セーデルベル・ナウクレル教授を始め 2300 人近い学者が、2020 年 3 月末、もっと厳しい対策を求めるように、政府宛の公開書簡に署名している。5 月 27 日時点でも、新規な感染者数は、減少していない。7 月 3 日時点でも、新規な感染者数は、全く減少していない。

　集団免疫に関しては、人口密度やソーシャル・ディスタンシングなどの要因に依存しているので、場所毎に集団免疫の閾値は、異なるが、平均的に言えば、専門家によれば、少なくとも 60%の免疫が必要であると言われている。

12.4 シンガポール：経済格差のつけが回る

　人口約 570 万人のシンガポールは、中国の武漢市の約半分の人口で、面積は、武漢市の 10 分の 1 以下の小国である。2020 年の 1 月末に、中国人旅行者の感染例が見つかった時点で、政府の専門チームが結成された。この背景には、2003 年〜 2004 年で、SARS が発生した時、30 人の死者を出し、感染症に対する危機意識を高めたことがある。保健省から、航空会社の乗員乗客名簿の提出を求め、防犯カメラで患者の動きを追跡した。シンガポールにおいては、このような個人生活への国家の立ち入り要求に関して、国民は対応する準備ができている。シンガポールは、中国が最大の貿易相手国であり、観光客数でも中国人が最も多いにもかかわらず、2 月時点で、中国への渡航禁止を打ち出した。さらに、ソーシャル・ディスタンシング政策も徹底して行うことで、外出禁止などの厳しい政策は行わずに、感染拡大防止に成功してきた。シンガポールの 3 つの基本的感染防止政策、即ち、国境管理、潜在的な感染者の追跡、そして、このソーシャル・ディスタンシング政策の徹底で、感染防止に成功したかに見えた。

　しかしながら、盲点があった。それは、シンガポールを支える外国人労働者の存在である。主要国の 1 人当たり GDP は、アメリカが 62,152 US ドル、オーストラリアが 59,655 US ドル、シンガポールが 61,766 US ドル、香港が 48,829 US ドル、日本が 40,849 US ドル、韓国が 32,774 US ドル、そして中国が 10,087 US ドルと報告されていて、シンガポールの 1 人当りの GDP は、日本のそれの約 1.5 倍の高水準である。その背景には、このシンガポールの経済活動を支えているのが、外国人労働者であることである。外国人労働者数は、約 140 万人おり、シンガポール人口の約 4 分の 1 を占める。家事手伝いや建設作業など低賃金労働が主な仕事で、母国への仕送りのため、住宅環境は劣悪な 1 部屋 10 〜 20 人、2 段ベッド、共同トイレとシャワーの生活を余儀なくされている。このような「3 密」の環境下での生活は、感染拡大の温床となってしまった。そして、感染者の 80％が、外国人労働者が占め、4 月以降、爆発的に感染者が増加する事態になってしまった。これに対して、シンガポール政府は、マスク配布や衛生対策強化を寮などに対して 4 月の上旬から開始し始めた。2 月から 3 月の各種メディアは、シンガポールの感染防止対策を絶賛していたが、経済格差によるシンガポール住人の分断による〝つけ〟が回ってきてしまった。

国家の繁栄とは何かを考える場合に、非常に参考になる失敗事例と思われる。日本でも、正規、非正規労働者、パートタイム労働者など、経済格差が助長されるような社会構造となってしまった。今後、多くの会社の倒産、そして、それに伴う失業者の増加は待ったなしでやって来る。いみじくも、ビル・ゲイツ氏も指摘しているが、自分も含めてであるが、富ある者からもっと税金を取るようにと、今後の社会維持のために、緊急警告をしている。

12.5 米国：超大国アメリカの失敗

　世界の経済超大国であるアメリカが、COVID-19 患者でも最大の感染者数を記録してしまった。

　米国は、感染症対策で世界の中で最高の水準にある CDC（アメリカ疾病予防管理センター）を持ちながら、世界でも最悪の状況に陥ってしまった。この背景には、競争社会のひずみで落ちこぼれた下層階級の存在があった。米国在住の緒方さやか氏が、日経メディカル（2020 年 3 月 19 日）の記事に記しているが、米国民の 78%が、その日暮らしをしていて、結果的に、無保険者も多くいるという。このような経済的な格差社会が、今回のパンデミックの封じ込めに失敗した大きな理由とも考えられている。そして、トランプ政権になってから、国家安全保障会議（NSC）のパンデミック担当チームも 2018 年に解体されていた。

　米国の高齢者施設での死亡が多く見られた。米国の Baylor 医科大学の Abrams 氏らは、COVID-19 症例に関して、米国での高齢者施設での特徴について纏めた。米国 30 州での高齢者施設で、2020 年 5 月 11 日時点で、報告されている症例に関して調査した。9,395 の高齢者施設のうち、2,949 施設（31.4%）で COVID-19 患者が発生した。

表　世界の名目 GDP
国別ランキング・推移（IMF）
（2018年：百万USドル）

1	米国	20,580,250
2	中国	13,368,073
3	日本	4,971,767
4	ドイツ	3,951,340
5	イギリス	2,828,833
6	フランス	2,780,152
7	インド	2,718,732
8	イタリア	2,075,856
9	ブラジル	1,867,818
10	韓国	1,720,489

（出典：GLOBAL NOTE ホームページよい
https://www.globalnote.jp/post-1409.html）

特徴	高齢者施設		
	COVID-19 患者無し	COVID-19 患者有り	
	6,446 施設（68.6%）	2,949 施設（31.4%）	9,395 施設
規模			オッズ比
小規模（50 床未満）	869 (86.9%)	131(13.1%)	参照
中規模（50-150 床）	4777(70.9%)	1960(29.1%)	2.63
大規模（＞150 床）	800(48.3%)	58(51.7%)	6.52
田舎	2001(89.7%)	229(10.3%)	参照
都市部	4445(62.0%)	2720(37.9%)	3.22

出典：NCBI ホームページより（https://www.ncbi.nlm.nih.gov/pmc/articles/PMC7300642/pdf/JGS-9999-na.pdf）

ロジスティク回帰モデルで検討したところ、施設規模が大きくなるにつれて、オッズ比は、高くなり、中規模で、2.63、大規模で 6.52 となり、3 ～ 7 倍ぐらいリスクが高くなることがわかる。都市部では、同様に、田舎に比べて、オッズ比で 3.22 となった。一方、経営母体、施設評価、感染症管理対策違反歴、メディケイド受給者の割合での有意差は確認されなかった。したがって、英国同様に、高齢者施設での感染防止対策の重要性が確認された。

12.6 台湾：世界保健機関（WHO）にも参加できない台湾からの重要な教訓

台湾は、中国に批判的な蔡英文政権が誕生後、WHO の総会への参加ができない状態になった。2020 年 4 月 27 日に、台湾の陳時中・衛生相と米国のアレックス・アザール厚生長官は、電話会議にて、WHO は台湾の総会参加を認めるべきだとの認識で一致した。しかしながら、中国の圧力は強大で、5 月 18 日・19 日に開催された WHO 年次総会へのオブザーバー参加もできなかった。

このように中国の圧倒的な圧力の中で、苦慮している台湾が、今回の新型コロナウイルス対策では、その押さえ込みに成功している姿が素晴らしく見えた。

台湾は、人口が、2,378 万人（2018 年）であり、日本の約 6 分の 1 である。台湾での COVID-19 感染症例は、2020 年 1 月 19 日に、初めて、確認された。積極的な封じ込めの努力と総括的な接触者追跡で、感染者数を低レベルで抑えることができている。いくつかの実施されている対策のなかで、非常に重要な位置づけにある接触者追跡の評価に関する結果が報告された。本論文は、今回の洪水のような、沢山の論文の中で、最も重要な論文のひとつと思われ、恐らく、ダン

171

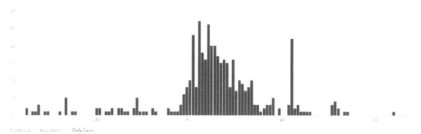

図：台湾の感染者数推移
（出典：JHU データ　2020 年 5 月 28 日時点：感染者数 441 人、死亡者数　7 人；注記、WHO の統計は無い）

トツに、No.1 の論文であると筆者らは考えている。

　結果として、2020 年 3 月 18 日時点で、10 のクラスターと 9 人の無症候性患者を含む COVID-19 確定患者 100 人がいて、2,761 人の濃厚接触者が確認された。5.5％が同じ家庭内で生活している家庭接触者、2.8％が同じ家庭内で生活していない家族接触者、そして、25.3％が医療接触者であった。接触者追跡により、23 の二次感染症例が見つかり、その内、1 例は、除外した。なぜなら、暴露の記録日が二次感染症例の発症開始の後に、起こっているので、解析から外した。22 のペアの症例データを用いて、潜伏期間の中央値は、4.1 日で、二次感染までの期間の中央値は、4.1 日であると推定できた。

　2,761 人の濃厚接触者の中で、4 件の無症候性感染を含む 22 件の二次性 COVID-19 感染症例が、0.8％の感染リスクとして、検出できた。二次性臨床的攻撃率は、18/2761（0.7％）であった。

　発端者との最初の暴露が発症後 5 日以内であった人の二次性臨床的攻撃率は、発症 6 日目以降に暴露した人に比べて（852 人の接触者で感染は 0 であった）、より高く、リスクがあることがわかった。発症前の暴露群である 299 人のサブグループも、リスクが高く、二次性臨床的攻撃率は、0.7％であった。151 人の家庭内接触者では、二次性臨床的攻撃率が 4.6％、76 人の家族接触者は、二次性臨床的攻撃率が 5.3％であった。年齢層別では、この攻撃率は、40 ～ 59 歳の層で、1.1％、60 歳以上の層で、0.9％と高い率であった。6 人の重症患者と接触した 786 人の濃厚接触者は、56 人の軽度の感染者と接触した 1,097

人の濃厚接触者よりも、リスクがより高く、リスク比が、重症の肺炎に対しては、3.76 で、ARDS に対しては、3.99 であった。9 人の無症候性患者と接触した91 人の濃厚接触者の中で、二次感染は観察されなかった。

　結論として、確定 COVID-19 患者との濃厚接触者の解析から、COVID-19 は比較的短い感染期間であり、発端者の症候開始時の前後の感染リスクがより高いことが明らかになった。時間の経過と共に感染リスクが低くなる COVID-19 は、SARS とは明らかに異なる。SARS の場合は、発端者の症候開始から 5 日間、感染リスクは低い状態であった。COVID-19 の二次感染までの期間は、中央値が 4 〜 5 日であったが、SARS の場合は、シンガポールで 8.4 日と推定されている。この COVID-19 の短い二次感染までの期間は、早期での感染と感染性の短い期間の組み合わせで生じていると思われる。今回観察された二次性臨床的攻撃率の経時的変化は、上気道検体における SARS-CoV-2 のウイルス排出の定量的データと一致していて、症状の開始時には、ウイルス量が多いとの中国からの報告例がある。ウイルス量は、無症候性患者、最低限の症候がある患者、そして、症候性患者で、同様な量であった。これを裏付けるようなドイツでの COVID-19 患者のウイルス学的検討がある。この検討でも、発症の最初の週の後では、生存ウイルスは観察できなかったと述べている。要約すると、以下のようになる。

1) COVID-19 の高い感染性は、発症の開始後 1 週間内で生じる
2) その後、感染性は低下する
3) 発端者の無症候期の時期だけに暴露がなされた接触者のサブグループにおいて、COVID-19 の感染可能性を明らかにして、さらに、定量化も行った
4) 無症候性の時期のみに暴露した接触者と症候発症後に暴露した接触者との間には類似の臨床的攻撃率（Clinical Attack rate）が観察された

　これらの知見から、COVID-19 の高い感染性は、症状の開始時に近い時期か若しくは開始以前でも、生じていることが示唆されている。発熱、呼吸困難や肺炎症状のような明白な臨床症状の開始は、最初の症状の開始から 5 〜 7 日後に起こるので、検出の時期或いはその前に、感染が十分に伝播してしまっていたのかもしれない。従って、この特徴により、封じ込めの努力を困難なものにしてし

まっている。モデリングの研究で、Hellewellらは、COVID-19を隔離や接触者追跡を通して、コントロールできる可能性は、症状開始の前に生じる伝播の割合が増えるにつれて、少なくなってしまうことを見いだしている。

　今後のCOVID-19対策検討をする場合に、重要な点として、著者らは以下のような助言をしている。症状が現れてから1週間後には感染のリスクがより低くなるという、感染性の短い持続期間は、COVID-19をコントロールするために実施してきた今までの政策を修正する必要もあると思われる。症状が現れた時、殆どが軽度の症状であるCOVID-19患者を考えた場合、患者がCOVID-19であることを確定されて、感染の伝播性が減じ始めた本疾患の後期に、入院という運びになっている。このような場合、入院という手段は、隔離や感染伝播を減少させるという観点から考えると有用ではないであろう。臨床経過が本当に重度の患者に対しての入院を行うべきである。感染確定者の数が急激に増える時には、軽度の患者は、自宅でのケアが望ましい。台湾では、COVID-19患者は、日常的に入院していたが、100人の患者の中で、最長の入院期間は、2ヵ月を超えるのもあった。もし、軽度の患者が、このような期間、入院していることになれば、医療システムが崩壊するであろうし、そして、死亡率も、武漢で見られたように、高くなるであろう。カリフォルニア大学サンフランシスコ校のRobert Steinbrook医師は、台湾から接触者追跡、検査、そして対策を学ぶべきとして、この論文は非常に重要なメッセージであると絶賛している。

　また、台湾の事例で見習うべきもうひとつの例がある。台湾の天才的プログラマーであるデジタル担当政務委員（閣僚級）オードリー・タン大臣である。タン大臣は、1981年の4月生まれであるから、2020年当時は、38歳の若さである。日本では、2020年1月に新型コロナウイルス患者が発生してから直ぐに、マスク不足が全国的におこり、オイルショック時のトイレットペーパー騒動と全く同じ風景が現れ、全国民に心理的な不安をさらに増長させる結果となってしまった。ところが、台湾では、マスク配布システムにより、マスク不足に陥ることなく、この危機を乗り越えることができた。

12.7 中国：新型コロナ騒動で虚を突かれた中国の軍事進出

　中国は、2020年4月8日に、武漢市でのロックダウンを解除した。新型コ

ロナウイルス対策が一段落した時期を見量るかのように、対外的に強硬手段を行使し始めた。4月18日、中国政府は、南シナ海で軍事拠点化を進める人工島に、新たな行政区を設けると発表した。21日には、香港の憲法に当たる基本法の新たな解釈を示し、香港政策などを担当する香港・マカオ事務弁公室が、香港の立法会運営などに公然と介入する道を開いている。

12.8 英国：初動の遅れと初期対策の混乱

英国では、ボリス・ジョンソン首相が、2020年3月12日に記者会見を行い、英国の新型コロナウイルス感染対策について説明した。英国の対応に関して、独立行政法人経済産業研究所の関沢洋一氏が簡潔に纏めている。3月12日の記者会見の中で、ジョンソン首相は、下記のように説明した。イギリスはイタリアよりも新型感染症の進行スピードが約4週間遅れているが、いずれ大規模な感染者の発生が予想される。全員が感染しないようにすることはできないし、多くの人々が感染しないと免疫ができないので、誰もが感染しないようにすることは望ましいことではない。学校は閉鎖せず、大規模イベントも禁止しない、渡航制限もしないなど、他国とは全く異なる対応等に関する説明をした。いわゆる「集団免疫」の理論を、スウェーデン同様に、考えていたが、この記者会見から、数日もしないうちに、英国政府は、政策の大転換をする事態になった。2020年3月16日付けで、インペリアル・カレッジ・ロンドンのコロナウイルス対策チームが作成した報告書は、「薬もワクチンも無い状況下での、新型コロナウイルスの致死率や医療需要を低減するための非医薬的介入の効果」に関するものであった。この報告書の中で、何の対策も打たない場合は、英国の場合、死者数は、3ヶ月後に、51万人に達し、米国では、220万人に達するという内容であった。さらに、報告書は、種々の対策を講じた場合の救急医療ベッドの占有数の予測データも示した。救急医療ベッド対応能力を基準に、種々の対策（対策無し、症例隔離、症例隔離と家族隔離、学校・大学の休校、症例隔離、家庭隔離、ソーシャル・ディスタンシング（70歳以上）の場合に関してのシミュレーション結果を示した。この報告書等も参考にしながら、英国政府は、緩和政策から抑圧政策へと方針の大転換を計った。このような政策転換でも感染拡大を防止することは難しく、2020年5月9日時点のJohns Hopkins大学のデータでは、感染者数は、米

	人口 (万人)	感染者数	感染者数 ／百万人	死亡者数	致死率
全世界	773,982	3,959,249		275,328	6.0%
米国	32,820	1,283,929	3,912	77,180	6.0%
スペイン	4,694	222,857	4,748	26,299	11.8%
イタリア	6,036	217,857	3,609	30,201	13.9%
英国	6,665	212,629	3,190	31,316	14.7%
ロシア	14,450	198,676	1,375	1,827	0.9%
フランス	6,699	176,202	2,630	26,233	14.9%
ドイツ	8,279	170,588	2,060	7,510	4.4%
日本	12,650	15,575	123	590	3.8%

JHU:2020年5月9日

表　Johns Hopkins 大学のデータから、感染率及び致死率を計算した。
（出典：人口データ及びジョンズホプキンス大ホームページから https://coronavirus.jhu.edu/map.html）

Daily number of lab-confirmed cases in England by specimen date

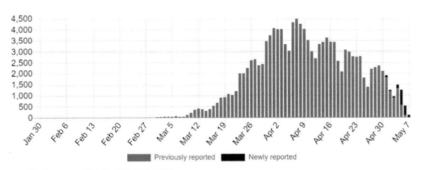

図　英国でのラボ確定感染者数推移　（出典：https://coronavirus.data.gov.uk/）

国、スペイン、イタリアに次いで、第 4 位、死者数は、米国の次で、第 2 位となってしまった。5 月 9 日時点での致死率は、フランスとほぼ同じ、14.7％という高い数値となった。英国の国家統計によれば、新型コロナウイルス感染者のうち、黒人の死亡する可能性が白人の 4 倍に上がっていると CNN は伝えている（2020 年 5 月 8 日）。この背景には、経済格差があることは確かである。英国での感染症防止対策で、初動対応時に、集団免疫の理論を取り入れて、その他の政策は実施しなかったことが、経済格差問題も内包しながら、欧州でも、最悪の事態に英国を陥れてしまった。2020 年 4 月 29 日の朝日新聞デジタル版によ

ると、感染がピークに達したとされた英国で（図参照）、介護施設での感染死が急増していたことを、英国統計局が 28 日に発表したと明らかにした。英国政府は、病院で亡くなった人の数は毎日発表していたが、自宅や介護施設などで亡くなった人の数は、週 1 回纏めて発表してきていた。4 月 17 日までの一週間で少なくとも 2,050 人が感染して施設で亡くなったと伝えている。

12.9　日本での致死率が低い理由（ある仮説）

1.　段階的免疫獲得仮説

　京都大学大学院特定教授上久保靖彦氏と吉備国際大学教授高橋享氏は、日本での SARS-CoV-2 による致死率が他の国に比べて非常に少ない理由や諸外国での致死率の差異について、ある仮説を提案して、解析した。切口として、インフルエンザ流行の急激な減少に着目した。2020 年 1 月 13 日からウイルスの干渉の痕跡が、日本の全県で確認され始めた。大きな波の前に、わずかな"ふれ"が見られる。

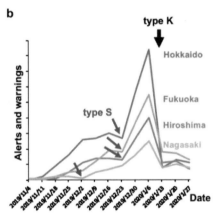

図　典型的な県毎の定点インフルエンザアラート及び警告の推移
（出典：medRxiv ホームページから https://doi.org/10.1101/2020.03.25.20043679.）

　このことは、SARS-CoV-2 の大流行の前に、ある地域では、小さなプレ流行の可能性を示唆している。プレ流行を引き起こしたウイルスは、暫定的に、S 型（Sakigake）と名付け、そして、大流行を引き起こしたウイルスは、暫定的に、K 型（Kakeru）と名付けた。SARS-CoV-2 の流行を、各県のインフルエンザ流行曲線パターンと比較した。その結果、わずかな"ふれ"がある県は、ノッチ無しの県よりも、致死率が有意に低かった。このことから、S 型ウイルスのプレ流行の拡散が、SARS-CoV-2 の K 型の重症度を減少させる免疫を誘導したことを示唆した。

　SARS-CoV-2 に感染した子供は、無症候か軽度の症状を示しているので、子供が、SARS-CoV-2 のアウトブレイクの主要な出所であると仮定した。北海道

の健康センターから報告されているインフルエンザ様疾患の幼稚園での発生件数を、現行の SARS-CoV-2 感染と比較した。強い負の相関関係が見られ、北海道での幼児の間で、文書化されていない SARS-CoV-2 感染がインフルエンザ様疾患を抑制していることが示唆された。小学生、中学生や高校生では、この相関関係は見られなかった。

　日本で弱まった SARS-CoV-2 感染が再爆発した。より高い基本再生産数（RO）をもつウイルスのみが、既に集団免疫をもった集団に拡散することができる。恐らく、K 型由来で、発現的な変異を有している新規なウイルスが、欧州や米国でのオリジナルな K 型との競争に勝ち、2020 年 3 月 5 日に東京に侵入したように思える。増加した RO を持った、この突然変異株ウイルスを暫定的に G 型（Global）と名付けた。愛知県で、ハワイから戻った患者が、ジムで、アウトブレイクの原因となった。このウイルスは、米国からの G 型であると考えられる。愛知での致死率は他県よりも高く、8.9% である。

　このことから、G 型ウイルスは、K 型よりもさらに悪性度が高いことが示唆された。K 型と G 型がピークに達した地域（北海道等）は、今後の G 型の流行は抑制されるだろうが、K 型のみがピークに達し、G 型がピークに達しない地域（神奈川、福岡等）は、G 型の流行が今後起こると思われる。K 型がピークに達しない地域（東京、埼玉、富山及び和歌山）は、G 型の流行が最も強力になると思われる地域である。この地理的な分布は、SARS-CoV-2 の陽性症例分布と同様であるので、A 型、K 型及び G 型ウイルスに対する集団免疫が、この感染がどの程度拡散するかを決定している。このように、日本では、K 型の前に、S 型の拡散が、K 型に対する部分的な免疫を作ったために、SARS-CoV-2 のアウトブレイクは、軽度であった。

　ある集団における全体の致死率の計算式は、F = 4.7z-166.20y+175.58x（z, y, z は、ある集団の中で、S 型、K 型、G 型に暴露された、それぞれの割合を示す） となり、「Kami-Atushi の計算式」と名付けた。

　要約すると、

　1）日本での SARS-CoV-2 を 3 つに分類した。プレ流行を引き起こしたウ
　　　イルスは、暫定的に、S 型（Sakigake）とし、大流行を引き起こしたウイ
　　　ルスは、暫定的に、K 型（Kakeru）とし、そして、K 型由来で、発現的な

変異を有している新規なウイルスが、欧州や米国でのオリジナルなK型との競争に勝ち、2020年3月5日に東京に侵入し、増加したR0を持った、この突然変異株ウイルスを暫定的にG型（Global）と名付けた。

2）日本の致死率が低い理由は、2020年1月13日の週に、全国的にK型ウイルスの流入がおこり、G型に抵抗性のある集団免疫が確立されたためである。

3）2020年3月9日まで、日本政府は、湖北省以外の中国からの入国禁止措置を取らなかった結果、意図的ではないが、結果として、184万人の中国人旅行者から、S型とK型ウイルスの選択的流入がなされた。

4）武漢からのチャーター機での日本人の帰国者は、K型ウイルスの流入をもたらし、より広範な集団免疫に至り、次なるG型流行に対する準備ができたこと、

5）米国や多くの欧州では、中国からの旅行者の制限が、2020年2月の始めから開始され、中国からのK型ウイルスの流入を阻止した。

6）米国や欧州での深刻な流行は、S型やK型に対する免疫が確立される前に、G型の拡散が生じたためと思われる。

7）インフルエンザの流行曲線からCOVID-19の重症度をモニター及び予測する疫学的ツールを開発した。

8）このツールにより、社会的隔離や集団免疫政策をバランスさせる手助けとなり、有効で経済的損失を最小化する公衆衛生政策を開発するガイドの手助けとなる。

9）もし、2019年12月23日からS型ウイルスによるわずかな"ふれ"を検出できていたならば、この疫学的ツールは、日本に直ぐに上陸するであろうこのウイルスの検出ができていたであろうと思われる。

10）子供や妊婦は、低親和性抗体を産生し易いと思われるので、ADEによりCOVID-19の重症化のリスクがあると思われる。

2. 過去のコロナウイルス流行時の獲得免疫仮説

上述の上久保氏らとは異なる視点から、致死率の低い国の特徴を解析した結果が、バイオコンサルタントの岡村元義氏から報告された。過去にSARSや

MERS を経験している国はコロナウイルスに対する免疫ができていて、今回の新型コロナウイルスに対しても交差免疫のため、致死率が低くなったと分析している。SARS を経験した国は、カナダ、中国、香港、台湾そしてシンガポールであり、MERS を経験した国は、サウジアラビア、カタール、UAE、クウェート及びオマーンなどである。確かに、これらの国の SARS-CoV-2 の致死率は、2020 年 5 月末の時点のデータで見ると、1％前後（多くて 8％）であり、SARS や MERS を経験していない、米国、英国、イタリア、フランスなどの10 〜 15％と比べて、非常に低いことがわかる。日本では、5.3％であった。日本の場合は、SARS や MERS の感染は殆どなかったが、恐らく、この交差免疫以外の理由で、例えば、BCG や上久保氏らの仮説などの理由で、低くなっているのかもしれない。

12.10 日本：痛みを分かち合える共生社会の構築

　今回、2020 年 4 月 30 日に決定した第 1 次補正予算は、総額、25 兆 6,914億円になり、あの東日本大震災よりも、あの令和元年東日本台風よりも多く、被害総額が莫大な数値になった。このような状況を見ながら、第一次補正予算に関して、元大阪府知事の橋本徹氏は、民放の番組にて、1 律 10 万円給付、国会議員給与 2 割削減の政策に対して、持論を展開した。「国民にとって血の通った制度になっていない、給料が保証されている生活に困っていない国会議員が制度を考えている」と、正鵠を得た表現で、現状の悲惨な状況、そして、今後、経済的に二極化して、下層に位置する非正規社員、パートタイマー、シングルマザー、中小企業労働者等を襲うことになる不況を見越しての発言と思われる。橋本徹氏はツイッターで、国会議員と役人の給料を 0 円にして・・」とつぶやいた。

　政府は 5 月 27 日午後の臨時閣議で 2020 年度第 2 次補正予算案を閣議決定し、一般会計からの歳出額は 31 兆 9114 億円で 1 次補正予算を上回る。歳出額はすべて国債発行でまかない、新型コロナウイルスの感染拡大長期化に備えて予備費を 10 兆円積み増す。政府系金融機関の投融資などを含めた財政支出は72 兆 7,000 億円となり、2 次補正は民間融資などを加えた事業規模ベースで117 兆 1,000 億円となる（日本経済新聞 2020 年 5 月 27 日）。

　今回、このような未曾有の危機、医療崩壊寸前での医療従事者の恐怖の中での

献身的な日夜の働き、そして、エッセンシャル・ワーカーとされる人々の弛まぬ努力、PCR検査等でもいろいろと課題を露呈した厚生労働省を下で支えている人々の過労以上の労働状態の中で、9月新学期制の導入検討や憲法改正の議論もなされた。このように、本当に現場で昼夜を問わず奮闘している人間の脇で、緊急事態時においては優先順位の低い案件で、時間を費やしている人々も確かにいた。教育は国家100年の計の下で行うべきで、短絡的な思考では、教育改革は不可能であるのは自明の理と思われる。夏休みや冬休みの最大限の利用や昔のような土曜日半日授業復活等、それこそ、働き方改革等も含めての超法規的に、自由度の高い形で、実施する等の検討が必要ではないかと思われた。教員が不足するのであれば、今回の経済的弱者そして失業で巷に溢れ出てくる知識層・社会的経験層を雇用して、教員の負担の軽減化・分散化を計る等の現実的な対応案もあると思われた。これらの現実路線の延長線上の議論とともに、副次的中長期的に、9月新学期制移行に伴う課題の明確化を計るべきであろうと思われた。

　関西大学の公衆衛生学の教授高鳥毛敏雄氏が、日本独自の戦略の中で、PCR検査の選別で、良くも悪くも批判の矢面に立たされた保健所の役割について、説明している。日本では、結核に関して、1909〜50年の40年間で、連続して死亡者数が10万人を超える異常事態が続き、この対策の使命を帯びて、保健所と厚生省（当時）が設立された。高度経済成長後、結核患者や死亡者が減少してきたので、保健所数は減らされ、弱体化した。しかしながら、1990年代に、結核の再流行があり、保健所が再強化され、結果的に今回の新型コロナ対策に功を奏した形になった。2009年の新型インフルエンザが来襲した時、新型インフルエンザ等特別措置法はまだ存在していなかったが、最初の流行拡大地となった大阪府の橋本徹知事（当時）は、国との協議もなく、また法律もない中で、学校の休校措置を講じた。結果的に、国内での急激な流行拡大を遅らせる効果をもたらし、その後の特措法の制定にもつながったと述べている。

　北海道知事で、前夕張市長の鈴木直道氏は、夕張市長時代には、給料を、中小企業並みの水準までに落として、最前線での陣頭指揮をとった。そして、北海道知事としても、今回の新型コロナウイルス感染拡大予防対策においても、その存在感を遺憾なく発揮した。

　国会議員や公務員が、国民の公僕的な存在であれば、橋本徹氏がいみじくも言

われるように、血の通った制度を緊急に作成する必要があると思われる。例え
ば、年金は、物価スライド制なる緻密なる制度が敷かれてしまっている。国会議
員や公務員に対しては、中小企業の平均賃金を土台にした給料制度、但し、ベー
シックインカムは保証する、あるいは、GDP 連動性の給料体系など、一般国民
の目線に、経済的な視点で、立つことができる状況が必要なのではないだろうか。
経済的に安定化した状況の人間から、痛みのわかる政治ができるとは到底思えな
い。田中角栄氏、小泉純一郎氏そして橋本徹氏のような創造的破壊力で満ち満ち
た炎の天才と、鈴木直道氏のように、禅僧の如く無心の境地で、国民の目線にた
つことができる清貧の秀才といった政治家が日本を引っ張っていく時代が近いこ
とを、今回の新型コロナウイルス・パンデミックは教えてくれたような気がした。
フェークニュースが飛び交う中、真の人材を探すことは難しいが、今回、ソーシャ
ル・ディスタンシングなる対策で破壊されてしまった、その Face-to-Face の
対応で、見つけられものと信じている。

13. まとめ

1. 新型コロナウイルス感染症パンデミックは、2019年12月に、武漢市で発生した新型肺炎を起点として、全世界に感染拡大した。

2. 新型コロナウイルスの遺伝子は、約30,000bであり、通常のコロナウイルスと同様な遺伝子構造であった。

3. 武漢市で始めて見つかった新型コロナウイルスの遺伝子は、最初にヒトに感染した時点で、ウイルスは、ヒトに対して十分に適合した形態をもっていた。感染後の変異パターンは、感染後多数の変異が見られたSARSウイルスとは全く異なり、感染拡大した後も、変異率は非常に低かった。

4. 新型コロナウイルスの感染に関しては、無症候性患者が多数見られた。ウイルスの巧妙な生存戦略が世界を震撼させた。

5. 新型コロナウイルスの感染の発症前後に、ウイルス量が最大となり、発症後、6日目には、ウイルス量は少なくなっていた。今後の感染予防対策の基盤となるデータとなった。

6. 新型コロナウイルスは、飛沫感染で、ヒト-ヒト感染が起こる。

7. 新型コロナウイルスは、犬、ネコ等の動物にも、ヒトから感染する。2020年5月19日、オランダで、新型コロナウイルスが、ミンクからヒトに感染した可能性も報告され、動物からヒトへの感染事例を注視する必要がある。

8. 新型コロナウイルスの主要な受容体は、SARSと同様に、ACE2（アンジオテンシン変換酵素2）である。

9. 若年者での感染率は、非常に少なく、2%程度であった。

10. 新型コロナウイルス感染者の糞便からもPCRでSARS-CoV-2ウイルスが検出されたが、新型コロナウイルスは、ロタウイルスのような糞口感染はないと考えられたが、胃腸症状のある感染者の便の4割程度でウイルスが検出されているので、今後の検討課題である。

11. 既存治療薬の COVID-19 患者への治療の有効性が種々検討されて、臨床治験を開始している。これらの治療薬は、あくまでも、つなぎとしての治療薬であるため。新規治療薬の開発が待たれる。

12. 遺伝子検査、抗原検査及び抗体検査薬の開発が急速に行われ、2～5ヵ月内で、完成に至るものも複数あった。但し、感度及び特異性に関しては、今後の課題であることも明らかとなった。偽陽性や偽陰性の問題は、公衆衛生、治療及び倫理的な面からも、解決されなければならない重要な課題である。

13. ワクチン開発は、1年以上の期間を要するが、全世界で100種類以上の検討がなされている。日本でのワクチン開発は、欧米企業や中国企業と比べて、スピード感や多層性において、遅れをとっている感があった。

14. 終わりに

　人類の歴史は、感染症との戦いの歴史でもあったと言える。14 世紀の黒死病（ペスト）（全世界で約 8,000 万人から 1 億人前後の死者と言われている）、1918 年に発生したスペイン風邪（感染者は 5 億人、死者は最終的には 5,000 万人から 10,000 万人）、1957 年のアジア風邪（H2N2 亜型インフルエンザウイルス）、1968 年の香港風邪（H3N2 亜型インフルエンザウイルス）、1980 年 5 月に WHO が世界根絶宣言を行った天然痘、1981 年に初めて発見された AIDS（後天性免疫不全症候群）、2002 年の SARS、2009 年の新型インフルエンザ（A 型 H1N1 亜型インフルエンザウイルス）、2012 年の MERS、エボラ出血熱（2014 年の西アフリカパンデミック、2018 年のコンゴ民主共和国パンデミック）等との戦いが今も続いている。

14.1　1918 年スペイン風邪パンデミック（インフルエンザ H1N1）

　1918 年 1 月に発生したスペイン風邪は、世界中で 5 億人（当時の世界の人口の 3 分の 1 に相当）が感染して、1920 年 12 月までの間、全世界で、5000 万人から 10,000 万人が死亡したと言われている。

　米国 CDC のホームページ上で紹介している内容を概括すると下記のようになる。

　1918 年以前も以降もいずれも、殆どのインフルエンザ・パンデミックは、アジアに端を発し、そこから、世界の隅々まで拡散している。1918 年から 1919 年の 12 ヵ月の間に、欧州、アジア、そして北米で、3 つの明確な波が見られる。図では、米国における 3 つの波であるが、最初の波は、1918 年の春、1918 年の秋に、さらに致死的な第 2 の波、そして、最後に第 3 の波が、1919 年の冬に起こっている。

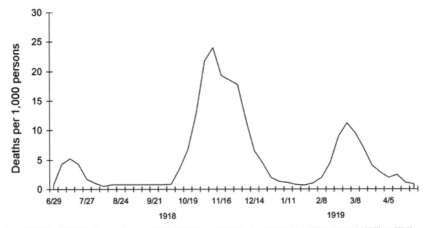

図　米国におけるインフルエンザと肺炎を一緒にした 1000 人当りの死亡者数の推移
出典：CDC ホームページ：https://wwwnc.cdc.gov/eid/article/12/1/05-0979-f1

この時の日本での発生状況は、東京都健康安全研究センターのホームページ上に発表されている（1311）。

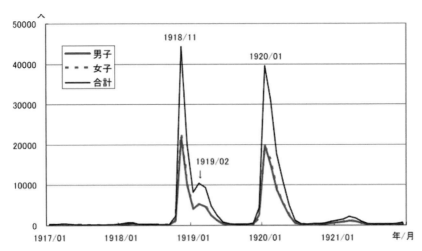

図　インフルエンザによる死亡者数の月別推移（日本）

出典：東京都健康安全研究センター微生物部病原細菌研究科より
（http://www.tokyo-eiken.go.jp/assets/SAGE/SAGE2005/flu.pdf）

186

　米国とは異なり、1918 年 11 月に最初の波、1919 年 2 月に第二の小さな波、そして、最後に、2020 年 1 月に第 3 の波が見られた。日本での感染者数は、約 24 百万人、死亡者数は、約 39 万人となっている。1918 年 12 月 31 日時点での日本の総人口は、56,667,528 人（日本帝国人口動態統計、1919）であるから、最初の波では、人口の 37.3% が感染したことになる。

　2020 年 5 月 7 日時点での、新型コロナウイルスの日本での感染者数は、15,463 人、死亡者数が 551 人と厚生労働省から報告されている。日本の総人口は 2019 年 5 月 1 日時点で 126,180,643 人であるから、感染率は、0.011% となっている。

14.2　新型コロナウイルスパンデミックの今後

　今回の新型コロナウイルス SARS-CoV-2 によるパンデミックは、最初の中国での発生から、数ヶ月で、全世界に拡大した。最初に発生した中国の武漢市では、封鎖が、2020 年 1 月 23 日から 4 月 8 日まで続き、その後、イタリアは、3 月 8 日、新型コロナウイルスの感染対策として、人口約 1,000 万人の、ミラノを州都とするロンバルディア州全域や、ヴェネツィアを含む国内北部などの 14 県を 4 月 3 日まで封鎖したと発表した。その他、フランス、スペイン、ドイツそして米国等も引き続き、移動制限や封鎖を実施した。検疫や隔離を意味する英語の quarantine は、イタリア語の quarantina（約 40 の意味）に由来するという。14 世紀に世界的に流行したペストは、約 8,000 万人〜 1 億人が死亡したと推計されているが、イタリア、ヴェネツィアで、1377 年に海上検疫が始まり、30 〜 40 日の検疫・隔離がなされた。今回の新型コロナウイルス対策では、各国の対応は異なった。WHOの知見によれば、現時点で潜伏期間が 1 〜 12.5 日（多くは 5-6 日）と言われているが、無症状感染者もおり、その隔離政策は、困難を極めた。例えば、イギリスのように、初期の対応として、集団免疫（herd immunity）の考えを踏まえた対策をした例もあった。

　新型コロナウイルスの元々の宿主は、コウモリと推定されているが、ヒトへの感染には、中間宿主の介在が必要であると、北海道大学・人獣共通感染症リサーチセンターの喜田宏特別招聘教授は言っている。喜田氏は、「コウモリのウイルスが華南海鮮市場でセンザンコウとかヘビとかの中間宿主を介して広がったと言

われていることに対して、国際獣疫事務局の非公式グループが調査する」と述べている。SARS の時は、自然宿主として、コウモリが疑われ、そして、中間宿主は、ハクビシンとか言われたが、結局、明らかにすることはできなかった。香港大学の研究グループらは、漢方薬や中国の伝統料理で重宝され、密漁によって絶滅の危機に瀕しているセンザンコウが中間宿主である可能性が高いと報告している。

　今回の SARS-CoV-2 の感染力は、予想以上に強く、中国から全世界への感染拡大にわずか 3-4 ヶ月という短期間であった。飛行機等も含めた世界の交通機関が全世界を緻密に網羅している結果、パンデミックは全世界に急速に拡大した。経済の中心地である米中、さらに欧州の主要各国（ドイツ、フランス、スペイン、イタリア等）も、そのパンデミックの渦中に陥り、世界大恐慌の恐怖におびえる事態となった。治療薬やワクチンが無い状況で、パンデミックに対処する方法は、隔離、手洗いも含めた消毒の徹底等の基本的な対応のみであった。検査体制も、PCR 検査の煩雑さ等による測定検体数の限界、感染症対策医療体制の不備等も顕在化した。イタリアでの医療崩壊、ニューヨーク州での医療崩壊寸前の状況など、国家の危機的状況に直面した。クラスター（集団感染）、ロックダウン（都市封鎖）、オーバーシュート（感染爆発）、ソーシャル・ディスタンシング（社会的距離）、行動変容、テレワーク（在宅での仕事）などの聞き慣れない言葉が世界を席巻した。

　そのような中、幸いにして、科学技術の進歩、特に遺伝子解析技術がコンピュータ技術と連動する形で長足の進歩を遂げている。2000 年に登場し、その後、ビッグデータ処理手法の発展と相まって進化し続けている NGS（次世代シーケンシング）技術の手法が、新型コロナウイルスの感染因子同定に際して、強力なツールとなり、その後の検査体制や治療薬開発に向けての重要不可欠な根拠を与えた。因みに、SARS コロナウイルスが 2002 年 11 月 16 日に中国で最初の患者が確認され、2013 年 3 月下旬にウイルス分離に成功し、そして、4 月下旬にゲノムの全塩基配列が決定された。患者確認からゲノム解析まで、約 5 ヶ月を要した。2012 年の MERS の場合は、患者発生から約 1 週間で全ゲノム配列が決定されていた。今回の SARS-CoV-2 の場合は、中国・武漢市で最初の患者が入院したのが、2019 年 12 月 12 日、そして、Yong-Zhen Zheng らの研究チームが、2019 年 12 月 28 日から武漢の病院に入院し、呼吸器疾患

の症状（発熱、胸部圧迫感、咳など）を呈した 41 歳の男性（華南海鮮市場の従業員）患者から気管支肺胞洗浄液の検体を採取して、ゲノムの塩基配列の解読を行った。Nature 誌への投稿記録を見ると、既に、2020 年 1 月 7 日に、原稿は、Nature 社に届いており、オンラインでの公開が 2 月 3 日となっている。最初の患者発生からは、25 日以内、検体採取からは、10 日以内で、ゲノムの全塩基配列が終了していることになる。次世代シーケンシング（NGS）の力をまざまざと見せつけられた。

　COVID-19 の収束に関して、英国 Reading 大学のウイルス部門の Ian Jones 教授は、いくつかのシナリオはあるが、「この新型コロナウイルスは、5 番目のヒトコロナウイルスとなり、定期的に、恐らく季節的に発生を引き起こすようになる」というシナリオが最も可能性が高いものである」と述べていて、「発生の程度は、集団の免疫水準に依存するが、これらは、合理的な期間内で開発されるワクチン及び高リスク集団にそれを接種できるかに依存する」と述べている (From best to worst case, here's how coronavirus could play out by Nicole Kobie, Thursday 13 February 2020)。また、スエーデン・カロリンスカ研究所の Albert らは、他のコロナウイルス（229E、KU1、NL63、OC43）の季節性変動データを用いた数理モデル SIR 解析から、COVID-19 は、2020 年夏に減少して、2020 年から 2021 年の冬にまた新たなピークとなり、数年後には、2009A/H1N1 パンデミックインフルエンザウイルスが季節性インフルエンザウイルスに変わったように、流行性の季節性コロナウイルスへとなるであろうと推測している。SIR モデルとは、感染症の短期的な流行過程を決定論的に記述する古典的なモデル方程式で、S（Susceptible：感染症に対して免疫を持たない者）、I（Infectious：発症者）、R（Recovered：感染症から回復し免疫を獲得した者）から構成され、人々の個体数の経時的な疾患動態を説明する。なお、SIR モデルの R（0）と基本再生産数の R0 は異なる値であることに注意する必要がある。前者は t=0 での回復者数を表し、後者は、感染頻度と回復頻度の比率を表している。潜伏期間を考慮した場合は、SEIR モデル（E:Exposed、感染症が潜伏期間中の者）と呼ばれ、潜伏期間を考慮した感染症流行の数理モデルである。

　新型コロナウイルスの流行収束に関して、ハーバード大学の Mare Lipsitch

らのグループは、米誌サイエンスに、「パンデミック後の SARS-CoV-2 の伝播ダイナミックスの予測」と題する論文を発表した。米国の β コロナウイルス（OC43 と HKU1）の時系列データを用いて、季節性、免疫と交差免疫に関する推定を行った。「SARS-CoV-2 の冬期間のアウトブレイクの再発が、最初の最も厳しいパンデミックの波の後に、起こるであろう」と予測している。他の対策が打てない場合、ソーシャル・ディスタンシング（社会的距離）が成功するかどうかの重要な数値指標は、救命救急能力が限界を超えるかどうかということである。これを回避するために、継続的又は断続的にソーシャル・ディスタンシングが、2022 年まで必要かもしれないが、救命救急能力の増強や効果的な治療薬を含めた他の介入手段があれば、断続的なソーシャル・ディスタンシングの効果を改善するであろうし、集団免疫の獲得も早めるかもしれない。しかしながら、表面的にウイルスが排除された場合でも、SARS-CoV-2 ウイルスの再発が 2024 年の後半まで起こると思われるので、SARS-CoV-2 のサーベイランスは継続すべきであると述べている。そして、断続的なソーシャル・ディスタンシングを実施する場合、ソーシャル・ディスタンシングの始まりか終わりかを判断するための流行の閾値に至ったかどうかの時期をモニターするために、サーベイランスのための広範なウイルス検査を実行する必要があるであろうとも指摘している。

　今後の新興感染症や新興再興感染症に対して、我々がどのように対処すべきかの教訓は、いくくつか残された。例えば、台湾の例などは、重要な教訓として学ぶべきかもしれない。台湾は、中国本土から約 130 km に位置する小さな島国で、人口が 23 百万人、その中で、中国本土で働く人は 40 万人、中国本土で居住する人は 85 万人と、中国本土と非常に密接な関係にある。中国本土からの台湾への旅行者は、270 万人（2019 年：人口の 12%にもなる）にものぼる。2003 年の SARS 発生以来、台湾は定常的な警戒態勢を組み、中国本土からの流行病に対する準備をしていた。その一つに、感染症流行時に対応する国家衛生指揮センター（NHCC）の設立があった。NHCC は、中央感染症指揮センター、生物病原災害指揮センター、対生物テロ指揮センター、中央緊急医療行動センターなどの中央指揮システムを統括している。国民健康保険と出入国・税関のデータベースの統合したビッグデータを基に、渡航歴と臨床症状に基づくアラートを診

察時に医療従事者がリアルタイムで受け取れるシステムの構築、スマートフォンやQRコードを用いた健康状態申告システムによる入国審査時の負荷の大幅な軽減、高リスク者のスマートフォンによる位置情報取得による監視システム、検査対象の拡大と通報システム等を駆使して、対応したことが報告されている。

日本においては、2020年1月16日に初めての感染者が報告され、1月27日に指定感染症に指定されるなどの初期対応は確かに早かったが、その後の対応は政治的な理由の介在が散見され、例えば、中国からの入国制限に関しては、中国の習近平国家主席の4月訪問予定の延期が発表された3月4日に、遅ればせながら、中国からの入国制限が決定された。

　今回の中国で実施された完全監視型対応なども念頭に置く一方、台湾の例に習いながら、公衆衛生と自由や人権をどのようにバランスを取りながら迅速なる対処をするかについて、事前に深く検討して置かなければならない課題であることが浮き彫りになった。

　ジョンズホプキンス大・健康安全保障センターは、今回の新型コロナウイルスのパンデミックが発生する直前の2019年9月に、今回のパンデミックを予見していた内容の報告書を発表していた。タイトルは、「影響力の大きな呼吸器系病原体パンデミックに対する準備」であった。結論として、行動すべき10箇条を示していた。

1．各国は、それぞれの国の核となる公衆衛生能力の構築をすべきである
2．国家及び世界的なサーベイランス能力を、疫学的対応管理の改善を手助けすることに焦点を合わせて、改善すべきである
3．インフルエンザを超える、強い影響力のある呼吸器系病原体に適用する、「検体及び恩恵」の共有に対するフレームワークを開発すべきである
4．国家及びWHOは、「感染性疾病の緊急事態に対する健康システムの準備態勢」の評価及び改善をしなければならない
5．国家及び国際的な健康当局は、準備において、「コミュニティーの関与及び社会科学」をもっと完全に取り込まなければならない
6．国家及びWHOは、「影響力の強い呼吸器系イベントの間のリスク・コミュニケーション」に対する計画を開発し訓練しなければならない

7. 新たな脅威に対する迅速なるワクチン開発を目指し、かつ、突発的な大量製造を分担する研究開発が、全世界パンデミック計画においての最優先課題とすべきである

8. 「エビデンスを明確化するフレームワーク及び計画」並びに「非医薬的介入に対する役割」を確立すべきである

9. 国家政府は、「影響力の強い呼吸器系病原体周辺のバイオセーフティ」を強化すべきである

10. 国家政府は、「呼吸器系病原体の意図的な使用」に対する準備をすべきである

　と提言している。まさに、今、全世界の国々が一丸となって、新たな呼吸器系病原体に対処しなければ、この難敵を克服できないことを、多大なる犠牲の下で学んだ。そして、我々は、今、今後も招来するであろう新たなる病原体のパンデミックに対して、歴史学者である、米スタンフォード大学フーバー研究所上席研究員かつ中国精華大学客員教授も務めるニーアル・ファーガソン氏が危惧するように、今回の新型コロナウイルス対策で顕著になった民主主義的封じ込め対策なのか、或いは私的権利を無視した強硬な IT 全体主義なのか、を選択する岐路に立たされている。

14.3　インフルエンザと SARS-CoV-2 の共在

　Harvard 大学メディカルスクールの Faust らは、米国における今までの季節性インフルエンザでの死亡者と新型コロナウイルス SARS-CoV-2 での死亡者数の比較を行った。

　2020 年 5 月初旬までの COVID-19 の死亡者数は、65,000 人で、この数は米国 CDC が推計しているインフルエンザの死亡者数と同程度である。この見かけ上の一致は、インフルエンザ死亡者数の推定値が実際の数値と非常に乖離していることから生じている、

　2013-2014 のシーズンと 2018 〜 2019 シーズンの間で、インフルエンザでの死亡数（実測値）は、3,446 人〜 15,620 人であった。2020 年 4 月 15 日から 21 日までの週では、米国での COVID-19 の死亡者数は、15,455

人で、4月8日から14日までの週では、14,478人であった。米国CDCによれば、2013～2014年から2019～2020年までのインフルエンザシーズンで、ピーク週の死亡者数は、351人（2016年第11週）から1,626人（2018年第3週）であった。2013～2020年の7年間でのピーク週のインフルエンザ死亡者の平均数は、752.4人（95％信頼区間、558.8―946.1）であった。従って、2020年4月15日から21日までの週では、米国でのCOVID-19の死亡者数は、7年間のインフルエンザピーク死亡者数の9.5倍から44.1倍となる。平均で、20.5倍である。COVID-19の死亡者数でも、検査能力や検査の擬陰性問題などで、過小評価されている可能性がある。病状の後期にある患者では、上気道検体は、陽性の検査結果を与えにくいこともある。反対に、インフルエンザの死亡者数に関して、大人のインフルエンザの死亡者数は、公的衛生当局に報告されていないので、信頼性は低くなると思われる。COVID-19の致死率は、1％以下から15％までの範囲があり、真の致死率を求めるのが難しくなっている。日本でのダイヤモンドプリンセス号での致死率は2020年4月下旬で、1.8％（712人中13人の死者）で、年齢で調製した数字は、0.5％に近くなる。この0.5％の致死率は、季節性インフルエンザの致死率に比べて、5倍程度となっている。以上のように、COVID-19での致死率と季節性インフルエンザの致死率との比較は、同じ基準で行う必要があることがわかる。

　日本でのCOVID-19アウトブレイク時の季節性インフルエンザの活動性に関する報告が、東京大学のPeter Ueda氏らからあった。

　国立感染症研究所の2014年から2020年のデータを用いて、季節性インフルエンザの週毎の解析を行った。インフルエンザのピークは、2014年から2019年までのデータでは、第4週から第5週にピークがあったが、2019／2020年では、年初にプラトーになり第5週以降減少に転じた。インフルエンザの活動性に関して、第3週から第7週で比較すると、2019／2020年は、2014年から2019年のシーズンに比べて、著しく減少していた。この著しい減少は、気温あるいは悪性度（2019／2020のインフルエンザの活動性は、世界の他の地域では、中等度であったのだが）による影響を受けていたのかもしれないが、それ以外にも、SARS-CoV-2感染拡大防止策の効果により、減

少したのかもしれない。日本人の公衆衛生に対するリスク管理は、2020年初冬から高かったと思われるとしている。

　米国では、ロサンゼルス郡と南カリフォルニア大学メディカルセンターに来院したインフルエンザ様症状患者における SARS-CoV-2 流行の調査を行った。2020年3月12～13日と15日～16日の間で、軽度のインフルエンザ症状で緊急部門に来院した患者の解析を行った。患者の鼻咽頭ぬぐい液を採取して、インフルエンザと RSV（RS ウイルス）の PCR 検査を行い、同時に、自動的に SARS-CoV-2 の検査も実施した。結果は、SARS-CoV-2 用の131検体で、7件が陽性（5.3%）であった。ロサンゼルス郡での定点サーベイランスラボでの検査から、本研究の開始直前に、第3の波があることがわかった。この第3の波は、過去4年においては、見られていない波である。この遅い、第3の波は、呼吸器系検体のインフルエンザ陽性率が定常的に減少している時期にも関わらず、生じた。

　全世界での季節性インフルエンザによる推定死亡者数は年間 290,000 から 650,000 人である。北半球では、季節性インフルエンザは、通常、2月にピークを迎え、5月の末までにかけて減少していく。2020年は、異常なパターンを示し、4月の始めに、急激に減少した。COVID-19 のパンデミック宣言が、3月11日であったので、その宣言の 3-4 週間後に急激な減少に転じたこととなる。グローバルサーベイランスシステム FluNet に報告している71カ国の国立インフルエンザ研究所からの 150,000 検体以上のデータを基解析した結果、2019～2020 年の経時変化曲線のみが、その他の年に比べて、3月下旬で急激に落ち込んでいることがわかった。

　2020年の異常なパターンは、COVID-19 パンデミックのために、クリニックに行くのを控え、自宅にいたため、統計に現れなかった可能性もあるが、パンデミック対策で実施された移動制限、ソーシャル・ディスタンシングや個人レベルの衛生対策が、インフルエンザや他の呼吸器系感染を減少させたためと考えられる。

　香港でのデータでは、2019～2020 年のインフルエンザ季節は、過去5年の平均値よりも、63%減少して、ラボで確定されたインフルエンザによる死亡者数は、62%低かった。

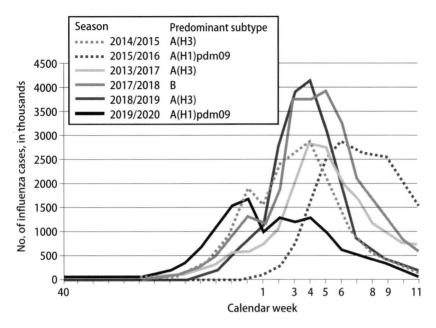

図　インフルエンザシーズンでのインフルエンザの活動、
　　インフルエンザのサブタイプ（優勢であったタイプ）及びイベント

第1週：WHOが、2019年12月31日に、武漢市で検出された未知の肺炎患者クラスターの報告
第3週：2020年1月14日に、日本厚生労働省は、国民に咳のエチケットと手洗いの陽性を行った。
第3-4週：1月24日から31日に、マスクと手の消毒剤が、店頭から消えた。
第5週：1月27日に、テレワークの会社の報告があり、その後、多くの会社が続いた
第6週：2月7日、厚生労働省は、マスクや消毒剤の不足を解消するために、薬局やスーパーマーケットに、購入制限を要請した。
第8週：2月17日、東京マラソンをプロ以外の参加禁止、天皇誕生日の祝賀行事の中止を発表した。
第9週：2月27日、日本政府は、翌週から休校、大集会の禁止の要請、軽症患者は、医療機関ではなく、
　　　　自宅のとどまるように、要請した。

（出典：JAMAホームページから JAMA. 2020;323(19):1969-1971. doi:10.1001/jama.2020.6173）

　また、米国ニューヨーク市エリアでのSARS-CoV-2の伝来及び初期の感染
拡大に関する論文の中で、インフルエンザウイルスの後に、SARS-CoV-2感染
が爆発的に増えていることが報告された。NY市のマウントサイナイ健康システ
ムで、2020年2月29日から3月18日でケアを受けた84人の患者からの
SARS-CoV-2分離株と2020年4月1日までにGISAIDデータベースにあ
る2,363の遺伝子配列データを用いて、分析を行い、系統樹解析を行った。そ
の結果、87％がひとつの系統群でのクラスターとなり、欧州の患者の遺伝子が

72%を占めていた。

NY 市の初期の診断検査は、米国 CDC の基準に適合した個人が対象で、さらに、ローカルの保健部門の事前許可が必要であったために、対象者が限定的であった。2020 年 3 月 9 日から 14 日の間に、マウントサイナイ健康システムでのスクリーニング能力が非常に増強された結果、新規に感染が確認されたケースが激増した。1 週間以内で、SARS-CoV-2 検査陽性数が、通常のインフルエンザの陽性数の 5 倍に増えている。

　SARS-CoV-2 と他の病原体の共感染に関して、中国の武漢の病院での報告では、SARS-CoV-2 ウイルス感染者において、他の病原体（インフルエンザ A 及び B、RS ウイルス（respiratory syncytial virus）、パラインフルエンザウイルス、アデノウィルス、SARS コロナウイルス、MERS コロナウイルス）は、PCR 検査で検出できなかったと述べている。2020 年 1 月 1 日から 20 日までに武漢の病院で、SARS-CoV-2 が確認された 99 人の患者に対して、回顧的な研究を行った結果である。

　これに対して、米国スタンフォード大学の David Kim らは、SARS-CoV-2 と他の呼吸器系病原体の共感染に関する報告をした。2020 年 3 月 3 日から 25 日まで、北カリフォルニアの複数のサイトで採取した 1,217 の検体を用いて、RT-PCR 検査を行った。1,217 検体中、116 件が SARS-CoV-2 陽性（9.5%）、318 件が、ひとつ以上の SARS-CoV-2 以外の病原体陽性（26.1%）であった。検査した病原体パネルは、SARS-CoV-2 を除いて、インフルエンザウイルス A/B、RS ウイルス、非 SARS-CoV-2 コロナウイルス、アデノウィルス、パラインフルエンザウイルス 1-4、ヒトメタ肺炎ウイルス、ライノウイルス／エンテロウイルス、クラミジア肺炎及びマイコプラズマ肺炎を含んでいる。

　SARS-CoV-2 陽性 116 検体中、ひとつ以上の病原体が陽性であったのが 24 検体（20.7%）であったのに対して、SARS-CoV-2 陰性 1,101 検体中、1 つ以上の病原体が陽性であったのは 294 検体（26.7%）であった。共感染で最も普通にみられたのは、ライノ·ウイルス／エンテロウイルス（6.9%）、RS ウイルス（5.2%）、そして非 SARS-CoV-2 コロナウイルス（4.3%）であった。SARS-CoV-2 陽性と陰性検体の間で、非 SARS-CoV-2 病原体の検出率に、有意な差は認められなかった。因みに、SARS-CoV-2 陽性 116 検体中、インフ

ルエンザ A 陽性が、1 件（0.6%）、インフルエンザ B 陽性が 6 件（5.2%）であり、SARS-CoV-2 とインフルエンザ A/B の共感染の可能性は低いことが示唆された。

　他方、中国華中科技大学の Simin Ma らは、武漢市で、インフルエンザと SARS-CoV-2 に共感染していた重症 COVID-19 患者の特徴を報告した。95 人の COVID-19 患者のうち、44 人がインフルエンザ A に、2 人がインフルエンザ B、そして、1 人がアデノウィルス、そして、1 人がパラインフルエンザに感染していた。47 人は共感染していなかった。46 人のインフルエンザ共感染者と 47 人の SARS-CoV-2 単独感染者で解析すると、93 人中 44 人が死亡し、49 人が生存退院した。共感染の患者の割合は、死亡患者が 50%（22/44）、生存退院者で 49%（24/49）であった。結論として、共感染者の割合は、生存退院者患者と死亡患者に差はなかった。驚くべきことに、COVID-19 患者のうち、共感染者が半数近くもいた。

　但し、今後、季節性インフルエンザが蔓延する期間に病院を受診する患者においては、発熱等の初期症状が同じである場合、新型コロナウイルス感染なのか、インフルエンザウイルス感染なのか、あるいは共感染なのかは、区別が難しく、感染対策として、新型コロナウイルス用の最大限の感染対策が必要となると、医療現場は、非常に難しい課題に立ち向かうことになると思われる。

14.4　今、人間に問われていること

　今回の新型コロナウイルス騒動は、人間に対していくつもの課題を残した。今まで、われわれは、「人間とは、社会的存在である」、「人間は、他の動物と違って、言葉によるコミュニケーションができる唯一の動物である」、「人間は、法の下に、平等である」などと人間を、言葉で定義してきた。新型コロナウイルス・パンデミックは、これらの人間の本質的な定義に対して、苛烈な挑戦状をたたきつけて来た。ソーシャル・ディスタンシングは、今回のことのようなために、作られた言葉では無いような気がするが、ぬくもりのある身体的言語も含んだ言葉を徹底的に否定した。目は、心の鏡であるとの言葉も、完全に葬り去ろうとしている。これらに代って、情報技術が、全面的に、自分の時代が到来したものかの如くに、世界を席巻した。デジタルな世界が、人間の曖昧さも含んだ行動を、恐らく、99%

程度、データに落とし込んだような気がする。情報管理を徹底化させた国々が、勝利を得たように見え、曖昧さ・優柔さを含む人間の尊厳を活かした対策を講じた国々は、地面にたたきつけられた。日本は、後者でありながら、日本人の奥ゆかしく、謙虚な行動様式なのか、BCG 免疫の効果かどうかなど、今後の研究の結果を待たなければならないが、土俵ぎりぎりで食い止めている状況が続いた。かつて、日本は、第二次世界大戦で、完膚なきまでに打ちのめされ、その敗戦の悔しさから、高度経済成長を成し遂げながら、先進国の仲間入りを果たした。しかし、今回のパンデミックの対応は、科学技術立国からはほど遠い存在と化してしまった。20 ～ 30 年以上も前に開発された PCR 検査すら、世界の後塵を拝し、誰が感染しているのかもわからず疑心暗鬼の日々が続いた。中国が新型コロナウイルスの発生源であるから、その通りなのかもしれないが、今回の新型コロナウイルスに関する重要な論文の殆どは、中国からなされ、そのデータを基に、各国は、自分たちの政策を実施することになった。但し、科学的論文の影響度や緻密性においては、やはり、米国が首位を維持したように思えた。強権的なロックダウンで、この悲惨なレースから、一足先に、飛び出した中国は、世界の苦しんでいる現状に、手を差し伸べようとしつつ、HUAWEI 問題で我らが知るところになった通信の 5G の技術で、軍事的な進出も、強行に推し進めようとしている。米国、シンガポールなどでの新型コロナウイルス封じ込め失敗の原因のひとつは、経済的な格差社会の構造であった。G-MAFIA（Google, Microsoft, Amazon, Facebook, IBM 及び Apple）の米国と BAT（Baidu, Alibaba 及び Tencent）の中国の戦いは、新型コロナウイルス騒動で表面的には見えなかったが、今後、顕在化して、世界の構造を一変させてしまうだろう。日本は、戦いの土俵に立つことすらできないまでに、科学的に弱体化してしまった印象を残した。裏の世界でグローバルに暗躍するマフィアと暗闇の巣窟で眼光鋭く獲物を狙うこうもりが、人間の第 6 感を超えた第 7 次元の仮想空間で起こる第三次世界大戦のトリガーを今か今かと待っているような気がする。そのトリガーは、ロシアでもなく、インドでもなく、無邪気なくらいに徒手空拳で、明るい性善説の日出ずる国、他ならぬ、貧弱な検査体制で新型コロナを封じ込めたかに思えた日本であるのかもしれない。願わくは、マフィアとコウモリが、ギリシア神話のイカロスの如く太陽の国のコロナを目指して羽ばたき、融合して、そして、新しい神

話を創世してくれるのを祈るばかりである。これらのビッグ９のIT企業に、国の政策が左右される時代に、本当に、今回の騒動で露わになった経済的社会的なひずみを解決できる術はあるのだろうかと自問自答してしまう。

かつて、イスラム研究の泰斗である井筒俊彦氏が、「意味の深みへ」の中で、述べている。「人間存在の現代的状況と東洋哲学」の章の中で、「この人類の「地球社会化」の過程が、「一様化」と「多様化」という外見上互いにまったく相反する方向に向かっているという事実であります。それらふたつのどちらの方向に向かっても、「地球社会化」の過程は当然、必然的に一連の問題を起こしている。問題は様々でありますが、いずれもわれわれの日常生活のいろいろなレベルに直接関わりをもつものであり、そのひとつひとつが、それぞれ違った形で我々を深刻な危機的状況に陥れうるような性格のものばかりです。人類史上かつてない世界的危機を生きつつあるのだという現代的人間の先鋭な意識が、ここから出てくるのであります」と喝破していた。今、人・物・金・情報がグローバル化したために瞬時に起きてしまう、感染症パンデミックの脅威と経済的な世界的恐慌の恐怖、そして、それを避けようとあがくナショナリズム・独裁的政治の台頭、どちらに転んでも、深刻な危機的状況が待ち伏せしている。この不安定な「やじろべえ」のバランスの中で、我々は、生き続け、そして、生き残らなければならない。

このような中、NHKで、放送していた「封鎖都市　武漢〜76日間　市民の記録〜」が、深く心に残った。武漢市にすむ29歳の郭晶氏が克明に記録した「武漢封城日記」をベースにしたドキュメンタリー番組であった。この中で、武漢で、90歳の祖母と孫娘が新型コロナウイルスに感染して、それぞれ、別々の病院に入院させられ、母親は、何とか、孫娘を祖母と一緒に同じ病院で入院できないかと娘と相談しながら、娘が病院に懇願し、祖母と同じ病院に移動して、最終的には、祖母が新型コロナウイルスで、孫に抱かれるようにして、死んでいくというシーンであった。今後必ず到来するデジタルの無機質的な社会、社会と呼べるかどうかもわからなくなるが、このような社会の中で、経済的な格差を克服できるようなシステム、心が通底するシステムをどのように構築していくがわれわれのこれからの課題ではないだろうか。

そして、最後に、神谷美恵子氏の「人間をみつめて」の中の言葉を引用して、締めくくりたい。「弱者の生命をたいせつにすることは、適者生存の法則を破る

ことであるかも知れない。しかし人間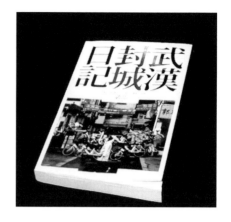
はもうこの辺で、「単なる生物」の域
を脱して、精神的存在としての独創性
と知恵をはたらかすべきではなかろう
か。生存競争の勝利者となった者にこ
そ、この責任が重く課せられていると
思われてならない」と、半世紀程度も
前に、述べている。この経済的に二極
化して、勝者と敗者が決定的になった、
或いは成ろうとしている今こそ、この
言葉に立ち返ることこそが、「日本全体が、そして、人類全体が、感染症という
全ての人間に迫り来る、目に見えない強敵に立ち向かうことができる、揺るぎな
い基盤」となることを教えてくれたような気がする。

あとがき

　今回の新型コロナウイルスパンデミックは、人類史上、100 年に一度の災害であった。呼吸器系の感染症は、基本的人間生活の根本を揺さぶるものである。ロックダウン、ソーシャル・ディスタンシング、隔離、オーバーシュート、クラスターなど、ネガティブな言葉だけが、全世界にこだました。

　今回のパンデミックな感染症の風景で、唯一、輝かしく、そして神々しく見えたのは、新型コロナウイルスと最前線で戦う医師、看護師等の医療従事者の姿であった。中国、イタリア、米国、そして日本等での医療現場での非日常とも思えた個人防護具で全身を覆った姿が連日連夜テレビに映し出されていた。しかしながら、現実に目を転じると、感染症対策のコストが、如何にかかるかである。重症の新型コロナウイルス感染者の治療に関する診療報酬が 3 倍に引き上げられようと、病院の存続はままならぬ状態までに追い詰められている。今後の、緊急的な課題のひとつであることがわかった。

　筆者は、10 年弱、茨城県大子町にある医療法人聖友会での経営等に関わっているが、本法人の理事長の鈴木医師らは、経営会議の時などで、常々、地域を守るためには、医療と教育が車の両輪であって、地方の医療では、肺炎を専門とする呼吸器内科と整形外科が、とくに重要であると、自分自身の信念のもとに、医療に携わる職員に、何年も前から、啓蒙をし続けてきた。今回の新型コロナウイルスは、まさに、呼吸器系の感染症で、しかも、新型コロナウイルスという、得体の知れない、ウイルスであった。感染症の専門部門をもたない地方の病院にとっては、今回の新型コロナウイルスは、本当に対応の面でも経営の面でも最大の脅威であった。地方での医療従事者の確保は、都市部に比べて、圧倒的に困難で、現在、医療法人聖友会では、理学療法士や作業療法士の数人は、鈴木理事長の"リハビリのあり方"に共鳴して、沖縄県から茨城県北部の慈泉堂病院・老健"やすらぎ"まで、はるばる来て頂き、そして、近くの袋田の滝や山林で囲まれた自然を満喫しながら、活躍して頂いている。今回の新型コロナウイルスは、人口密度が高い都市部を中心に脅威を与えたが、東京一極集中から地方への分散へのきっ

かけになれば、数少ないメリットのひとつかもしれない。

　今回は、日本における医療体制は、医療崩壊寸前で踏みとどまることができたが、今後の医療のあり方、特に、地方での病院のあり方に関して、効率性の追求だけでは、地方自体が消滅してしまう危険性が露わになったと思われる。上述の鈴木医師の言葉にもあるように、今回の新型コロナウイルス騒動で、医療崩壊危機や休校の長期化で顕在化したが、医療と教育は、人間が人間としていきるためには、欠くべからざるものであることが改めてはっきりとわかった。

　2020年の春も、恐らく、上野公園や大阪城公園など桜の名所では、桜が満開になっていたのであろう。そして、例年ならば、その桜吹雪の中を、大きなランドセルを背負った小学一年生と社会人一年生が希望に満ちあれ、友と語り合いながらの光景が見られたはずであった。今年は叶わなかった。

　花は、黙って咲き、黙って散って行く。

　そうして再び枝に帰らない。

　けれども、その一時一処に、この世のすべてを託している。

　一輪の花の声であり、一枝の花の真である。

　永遠にほろびぬ生命のよろこびが、悔いなくそこに輝いている。

　　　　　　　　　　　　　　　　　　（柴山全慶、禅心禅話）

　今年は、桜の花を、われわれは見ることはできなかったが、精一杯、満開になっていたと思われる。

　春は花

　夏ほととぎす

　秋は月

　冬雪冴えて涼しかりけり（道元禅師）

来年の春には、新常態ではなく、昔ながらの状態で、お花見ができ、そして、ささやかながら、新緑の光と風を感じたいと思うのは筆者だけであろうか。

　最後に、本書の刊行に際して、国立予防衛生研究所・ウイルス製剤部・元室長の小長谷昌功氏、東京大学大学院工学系研究科建築学専攻元教授の西出和彦氏、国立研究開発法人・国立がん研究センター・理事長の中釜斉氏、キューバ・分子免疫学センター（CIM）ウイルス部門ヘッドの Dr. Aymara Nieto Caballero 氏及び台湾医科大学副学長の Dr. Thierry Burnouf 氏にはいろいろなご助言を頂き謝意を表します。また、株式会社医薬経済社の佐久間宏明氏には、出版に当たり、最初の段階から最後までお世話になり、改めて感謝の意を表します。

2020 年（令和 2 年）7 月 6 日

著者代表　　吉成河法吏

用語の説明

1. COVID-19：新型コロナウイルス感染症の正式名称（感染症を表す）
2. SARS-CoV-2：新型コロナウイルスの正式名称（2020 年 2 月に命名）（ウイルス名）
3. 2019-nCoV：新型コロナウイルスの正式名称命名前のウイルス名（ウイルス名）
4. SARS：SARS とは、2002 年 11 月 16 日に、中国南部広東省で非定型性肺炎の患者が報告されたのに端を発し、2003 年に重症急性呼吸器症候群（SARS: severe acute respiratory syndrome）の呼称で報告された。β コロナウイルスの 1 つ。受容体は、SARS-CoV-2 と同じ ACE2（アンジオテンシン変換酵素 2）。致死率 9.6%。
5. MERS：MERS とは、中東呼吸器症候群であり、2012 年 9 月以降、サウジアラビアやアラブ首長国連邦など中東地域で広く発生している重症呼吸器感染症。β コロナウイルスの 1 つ。受容体は、ジペプチジル・ペプチダーゼ 4（Dpp-4）。致死率 36.0%。
6. ゲノム：ある生物のもつ全ての核酸上の遺伝情報。Gene（遺伝子）＋ -ome（総体）から成る造語（genome）。ヒトでは、約 30 億塩基対（bp：Base pair）、SARS-CoV-2 ウイルスでは、約 30,000 ヌクレオチド。
7. NGS：次世代シーケンシング（Next generation sequencing）
8. PCR 法：ポリメラーゼ連鎖反応（polymerase chain reaction）の略で、遺伝子増幅法
9. LAMP 法：Loop-Mediated Isothermal Amplification の略で、栄研化学が独自に開発した遺伝子増幅法
9. 自然免疫：病原体等異物が侵入した時に、生体が最初に排除しようとする働きで、この免疫担当細胞には、好中球、マクロファージや樹上細胞などがある。
10. 獲得免疫：感染したウイルス等の病原体を特異的に見分け、それを記憶し、その後、同じ病原体が感染した時に排除する免疫。この免疫担当細胞は、主に T 細胞（細胞障害性 T 細胞（CD8 陽性 T 細胞）、ヘルパー T 細胞（CD4 陽性 T 細胞）など）や B 細胞のリンパ球である。
11. 集団免疫：集団免疫が獲得されるには、ある特定の集団の中で、感染症の免疫を持つ人の割合が一定のレベルを超える必要がある。一人の感染者が二次的に感染させる人の数が平均 1 人未満になった時に、その集団は、集団免疫を獲得したことになる。
12. 遺伝子検査：SARS-CoV-2 ウイルスは、遺伝子として、RNA を持っているので、その遺伝子、通常、その遺伝子断片が存在するかどうかを検査する。
13. 抗原検査：SARS-CoV-2 ウイルスは、エンベロープタンパク質を持つウイルスなので、そのエンベロープタンパク質など、ウイルスを構成するタンパク質を免疫学的に測定する検査
14. 抗体検査：SARS-CoV-2 ウイルスがヒトに感染すると、免疫反応がおこり、抗体産生細胞である B 細胞から、免疫グロブリン（IgG、IgA、IgM 等）が産生される。通常、血清中の IgG 抗体と IgM 抗体の測定を行う。感染後、抗体産生まで、約 1 週間程度かかるので、感染直後の抗体検査はできない。
15. 死亡率と致死率：死亡率とは、ある集団に属する人のうち、一定期間中に死亡した人の割合。死亡率と混同されやすいが、致死率は、ある病気になった人のうち、その病気が原因で死亡した人の割合。
16. ADE：抗体依存性の感染増強現象（Antibody-dependent enhancement）の略号で、1 回目のウイルス感染の抗体（例えば、非中和抗体）が人体に対して悪い方向に働き，2 回目の感染ではより効率的に感染して、結果的にウイルス量が増強されてしまう現象。
17. オッズ：「見込み」のことで、ある事象が起きる確率 p の、その事象が起きない確率（1 − p）に対する比を意味する。オッズ比とは二つのオッズの比のことであり、コホート研究での累積罹患率（罹患率）のオッズ比と、症例対照研究での曝露率のオッズ比がある。
18. 同義置換と非同義置換：同義置換は、アミノ酸に変化を起こさず、非同義置換は、アミノ酸を変化させる。非同義置換は同義置換に比べて効果が大きいと予想され、実際に遺伝子 DNA の塩基配列を比較すると、同義置換の方が非同義置換より速く進化している。

著者　略歴

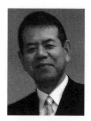

吉成河法吏　1953 年生まれ
東京大学卒業　理学博士（東京大学、生物化学）
第 1 種放射線取扱主任者
旭化成株式会社、Invitrogen 株式会社、神奈川工科大学非常勤講師等
現職：　株式会社道元　代表取締役社長、医療法人　聖友会　本部長代理

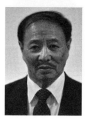

安江博　1949 年生まれ
大阪大学大学院理学研究科卒業　理学博士
愛知県がんセンター　研究所　ウイルス部
農林水産省／筑波大学助教授 (兼任) ／厚生労働省　成育医療センター (兼任)
／生物資源研究所
現職：（株）つくば遺伝子研究所 所長

感染症の脅威
新型コロナとの死闘（PART1）

2020 年 7 月 26 日　初版発行
共著　　吉成河法吏　安江博
装　丁　佐々木秀明
発行者　藤田貴也
発行所　株式会社医薬経済社
　　　　〒103-0023 東京都中央区日本橋本町 4-8-15
　　　　ネオカワイビル 8 階
　　　　電話 03-5204-9070　Fax 03-5204-9073
印刷所　モリモト印刷株式会社

©Yoshinari & Yasue 2020,Printed in Japan
ISBN 978-4-902968-66-8